Ayush Goyal
John V. George
Ritu Singh

# As Inter-relações Endodôntico-Periodontais

Ayush Goyal
John V. George
Ritu Singh

# As Inter-relações Endodôntico-Periodontais

## Uma análise exaustiva

ScienciaScripts

**Imprint**



Cover image: www.ingimage.com

This book is a translation from the original published under ISBN 978-3-659-87082-8.

Publisher:
Sciencia Scripts
is a trademark of
Dodo Books Indian Ocean Ltd. and OmniScriptum S.R.L publishing group

120 High Road, East Finchley, London, N2 9ED, United Kingdom
Str. Armeneasca 28/1, office 1, Chisinau MD-2012, Republic of Moldova, Europe
Managing Directors: Ieva Konstantinova, Victoria Ursu
info@omniscriptum.com

Printed at: see last page
**ISBN: 978-620-8-50177-8**

# AGRADECIMENTOS

Antes de mais, gostaria de agradecer a Deus Todo-Poderoso pelas suas bênçãos e ofereço-lhe as minhas sinceras orações.

Gostaria de expressar os meus mais sinceros agradecimentos ao nosso querido Diretor, Dr. B. V. Sreenivasa Murthy, que sempre foi uma fonte constante de inspiração, orientação e encorajamento durante o curso da minha dissertação.

Os meus sinceros agradecimentos ao meu orientador, Dr. John V. George, Professor, Departamento de Dentisteria Conservadora e Endodontia, M. S. Ramaiah Dental College. Tenho uma imensa dívida de gratidão para com ele por todos os esforços meticulosos, encorajamento constante e orientação valiosa que me forneceu em todos os meus esforços ao longo do meu programa de Pós-Graduação.

Estou extremamente grato aos meus venerados professores, Dra. Sylvia Mathew, Professora e Diretora, Dr. Swaroop Hegde, Professor e Dra. Indiresha H.N., Dra. Shruthi N. & Dra. Shilpa H. Bhandi, Leitores, pelo seu apoio e orientação inabaláveis durante todo o período da minha dissertação e curso de pós-graduação.

Expresso o meu agradecimento aos meus professores, Dr. Madhu K. e Dr. Dinesh K., professores seniores, pela sua ajuda durante os meus estudos de pós-graduação.

Um agradecimento especial aos meus superiores, Dr. M. S. Metri, Dr. Vinny Sara Varghese, Dr. Remya Premkumar e Dr. Poornima Ramesh, pela sua orientação ao longo de todo o processo.

Gostaria de agradecer aos meus colegas de grupo e amigos, Dr. Manmohan R. Soni, Dra. Swetha B., Dra. Remya C e Dra. Nidhi Mehta, e aos meus colegas Dra. Nidhi S, Dra. Sarika, Dra. Abha, Dra. Darpana, Dra. Sowmya, Dra. Timsi, Dra. Nilam, Dra. Shivani, Dra. Amulya e Dr. Santosh pelos seus valiosos contributos e apoio carinhoso.

Gostaria de agradecer aos bibliotecários e ao pessoal de apoio por me terem ajudado com o material de investigação.

Por último e mais importante, os meus sinceros agradecimentos aos meus pais, Sr. Kamal Goyal e Sra. Devika Goyal, à minha mulher, Dra. Ritu Goyal e ao meu irmão Anubhav, por todo o amor, profunda compreensão e apoio sem fim em todos os meus esforços.

Dr. Ayush Goyal

# ÍNDICE DE CONTEÚDOS:

# CAPÍTULO 1

## INTRODUÇÃO

A polpa e o periodonto estão intimamente relacionados e têm uma estreita inter-relação embrionária, anatómica e funcional (Fig. 1). A polpa origina-se da papila dentária e o ligamento periodontal do folículo pericoronário e estão separados pela bainha epitelial radicular de Hertwig.[1]

A relação entre a doença periodontal e a doença endodôntica foi descrita pela primeira vez por Simring e Goldberg em 1964.[1]

O periodonto está anatomicamente inter-relacionado com a polpa dentária em virtude dos forames apicais, canais acessórios e laterais, canais de furca que criam vias para a troca de agentes nocivos entre os dois compartimentos tecidulares quando uma ou ambas as superfícies estão doentes. Por conseguinte, as alterações patológicas de um tecido podem afetar o outro.

Os factores etiológicos, como bactérias, fungos e vírus, bem como vários factores contribuintes, como traumatismos, reabsorções radiculares, perfurações e malformações dentárias, desempenham um papel importante no desenvolvimento e progressão destas lesões.

A existência simultânea de problemas pulpares e de doença periodontal inflamatória pode complicar o diagnóstico e o planeamento do tratamento e afetar a sequência dos cuidados a prestar.

Lesão endodôntica: Designa um processo inflamatório resultante de agentes nocivos presentes no sistema de canais radiculares do dente.

Lesão periodontal: Designa o processo inflamatório resultante da acumulação de placa bacteriana nas superfícies externas dos dentes.

Lesão endodôntica-periodontal: Se uma lesão endodôntica e uma lesão periodontal afectam o mesmo dente simultaneamente e se apresentam como uma única lesão. A verdadeira lesão endodôntica - periodontal implica que a lesão é o resultado ou a causa da outra, ou a lesão pode representar dois processos separados, ou seja, um endodôntico e um periodontal que se desenvolveram independentemente.

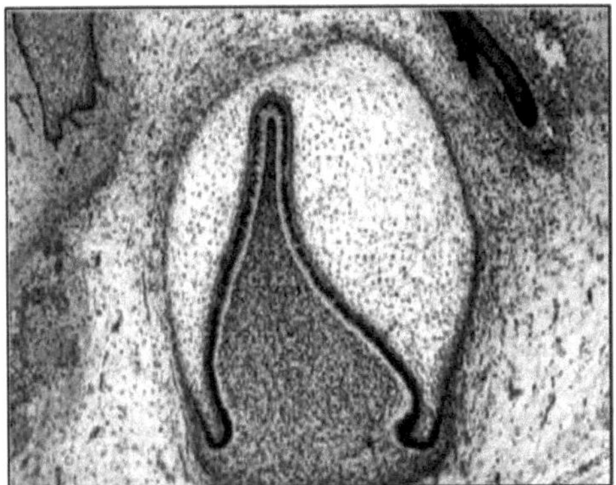

Fig.1a (Cortesia do Dr. (Prof.) Md. Nurul Islam)

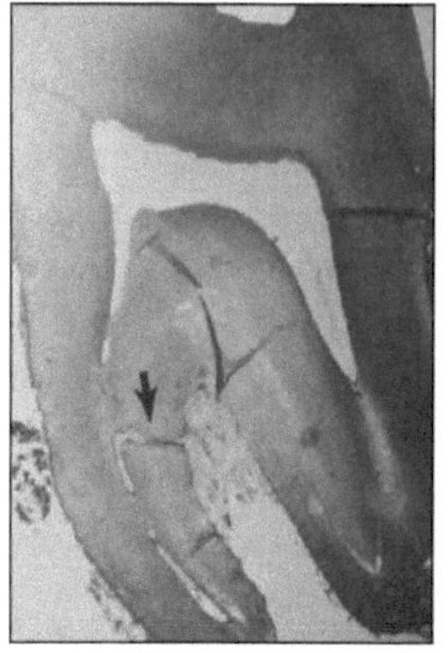

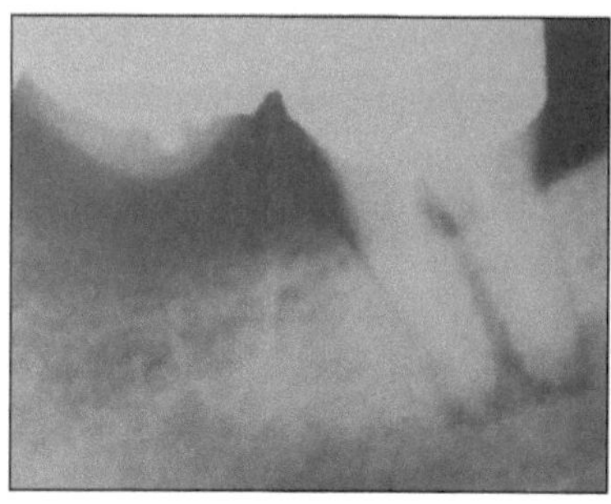

Fig. 1b (Cortesia de *Weine's* endodontic therapy, 6ª edição)

Fig. 1c (*Cortesia de Weine's endodontic therapy.* 6th edition)

Fig. 1: A polpa e o periodonto têm uma estreita inter-relação embrionária, anatómica e funcional

## CAPÍTULO 2

## REVISÃO DA LITERATURA

- A relação entre a doença periodontal e a doença endodôntica foi descrita pela primeira vez por Simring e Goldberg em 1964.(1) Afirmaram que o periodonto está anatomicamente inter-relacionado com a polpa dentária em virtude dos forames apicais, canais acessórios e laterais, canais de furca que criam vias de troca de agentes nocivos entre os dois compartimentos tecidulares quando uma ou ambas as superfícies estão doentes. Por conseguinte, as alterações patológicas de um tecido podem afetar o outro.
- Vertucci e Williams relataram que 46% dos primeiros molares inferiores apresentavam canais auxiliares na região de furca.[2] Nesses casos, quando a inflamação pulpar começa na porção coronal da polpa e se estende apicalmente, os produtos da inflamação podem causar danos no ligamento periodontal muito antes de atingirem os tecidos no ápice radicular.
- Bender e Seltzer relataram que os dentes com doença periodontal mais restaurações extensas revelam um maior grau e exemplos mais frequentes de inflamação pulpar do que aqueles com qualquer uma das condições isoladamente.[3] Se os dentes com algum grau de inflamação pulpar forem ainda mais insultados pelos efeitos irritantes de alguns aspectos da terapia periodontal, pode resultar uma condição irreversível.
- Rubach e Mitchell relataram estudos relacionados aos canais auxiliares, particularmente aqueles na área de furca dos dentes molares, e os efeitos da doença periodontal sobre a polpa.[4] Mostraram histologicamente que os canais auxiliares na área de furca conduziam aos tecidos do ligamento periodontal.
- Moss et al. estudaram histologicamente o assoalho pulpar de molares primários infectados e não infectados.[(5) Verificaram] que o assoalho da câmara pulpar de um molar infetado era mais permeável ao corante azul de metileno do que o de um dente não infetado. Portanto, concluíram que havia um fluxo constante de material diretamente através do assoalho pulpar entre a polpa e os tecidos adjacentes

  Moss et al. também relataram que canais auxiliares foram encontrados na área de furca de 29% dos molares decíduos estudados.[5] Os molares humanos também podem ter canais auxiliares nesta área, mas provavelmente em menor extensão. O local mais comum nos molares inferiores permanentes é a superfície distal da raiz mesial do primeiro molar e, em muito menor grau, a superfície mesial da raiz distal do primeiro molar. Muito raro é um canal auxiliar que se estende do assoalho da câmara em direção à área de furca verticalmente até a crista do osso em molares inferiores.
- Cotton e Siegel relataram que o ácido cítrico, quando aplicado à dentina recém-cortada, tem um efeito tóxico na polpa dentária humana.[6] Embora benéfico no tratamento da doença periodontal, o ácido cítrico remove a smear layer, um importante protetor da polpa, podendo causar inflamação na polpa não protegida pelo cemento.
- Bender, Seltzer e seus colaboradores de pesquisa também afirmaram que os problemas de combinação periodontal-endodôntica eram muito mais freqüentes em dentes posteriores, particularmente em molares, do que em dentes anteriores, devido ao maior número de

canais auxiliares e de furca presentes nos molares.[7]

- Jansson et al. avaliaram o efeito de agentes patogénicos endodônticos na cicatrização de feridas periodontais marginais de superfícies dentinárias desnudadas rodeadas por ligamento periodontal saudável.[8] Os seus resultados mostraram que, em dentes infectados, os defeitos eram cobertos por mais 20% de epitélio, enquanto os dentes não infectados mostravam apenas mais 10% de cobertura de tecido conjuntivo. Concluíram que os agentes patogénicos nos canais radiculares necróticos podem estimular o crescimento epitelial ao longo das superfícies dentinárias desnudadas com comunicação marginal e, assim, aumentar a doença periodontal.
- Os mesmos investigadores, num estudo radiográfico retrospetivo de 3 anos, avaliaram 175 dentes de raiz única tratados endodonticamente de 133 pacientes.[9] Os pacientes que eram mais propensos à periodontite e exibiam evidências de falhas no tratamento endodôntico mostraram um aumento de aproximadamente três vezes na perda óssea marginal em comparação com pacientes sem infeção endodôntica. Além disso, os efeitos da infeção endodôntica na profundidade de sondagem periodontal e a presença de envolvimento de furca em molares inferiores também foram investigados. Verificou-se que a infeção endodôntica em molares inferiores estava associada a uma maior perda de inserção na furca. Estes autores sugeriram que a infeção endodôntica em molares associada à doença periodontal pode aumentar a progressão da periodontite através da disseminação de agentes patogénicos pelos canais acessórios e túbulos dentinários.
- BlomlÖf et al. criaram defeitos nas superfícies radiculares de dentes de macaco extraídos intencionalmente com ápices abertos ou maduros.[10] Os canais foram infectados ou preenchidos com hidróxido de cálcio e recolocados nos seus alvéolos. Após 20 semanas, foi encontrado um crescimento epitelial marginal na superfície dentinária desnudada dos dentes infectados.
- Kakehashi et al demonstraram a relação entre a presença de bactérias na polpa e as doenças periapicais num trabalho clássico.[11] Neste estudo, polpas de ratos normais foram expostas e deixadas abertas ao ambiente oral. Como consequência, ocorreu necrose pulpar, seguida de inflamação periapical e formação de lesão periapical. No entanto, quando o mesmo procedimento foi efectuado em ratos sem germes, não só as polpas permaneceram vitais e relativamente não inflamadas, como os locais de exposição foram reparados por dentina. O estudo demonstrou que, sem bactérias e seus produtos, as lesões periapicais de origem endodôntica não ocorrem.
- Moller et al confirmaram estes achados em macacos.[(12) Verificaram] que o tecido pulpar necrótico não infetado não induzia lesões periapicais ou reacções inflamatórias. No entanto, quando a polpa era infetada, ocorriam lesões periapicais e inflamação nos tecidos apicais. Outros relataram resultados semelhantes e sugeriram que as infecções pulpares são geralmente mistas por natureza.[13]
- Rupf et al estudaram os perfis dos agentes patogénicos periodontais em doenças pulpares e periodontais associadas ao mesmo dente.[14] Foram utilizados métodos específicos de PCR para detetar Actinobacillus actinomycetemcomitans, Bacteroides forsythus, Eikenella corrodens, Fusobacterium nucleatum, Porphyromonas gingivalis, Prevotella

intermedia e Treponema denticola. Estes agentes patogénicos foram encontrados em todas as amostras endodônticas e os mesmos agentes patogénicos foram encontrados em dentes com periodontite apical crónica e periodontite crónica do adulto. Parece, portanto, que os agentes patogénicos periodontais acompanham as infecções endodônticas e que as inter-relações periodontais endodônticas são uma via crítica para ambas as doenças.

- Num estudo com 13261 amostras de placa, Bacteroides forsythus, Porphyromonas gingivalis e Treponema denticola, se encontrados juntos, estavam altamente correlacionados com a profundidade da bolsa e sangramento à sondagem.[15] Este complexo também foi encontrado em dois de 28 canais radiculares infectados. Foi observado que a flora endodôntica pode aparecer em grupos de conteúdo bacteriano misto, semelhante ao arranjo visto na placa subgengival.
- Ao classificar a microbiota por critérios morfológicos com microscopia de interferência, não foi encontrada diferença significativa entre canais radiculares infectados e bolsas periodontais adjacentes.[16] A maioria das espécies que foram encontradas em canais radiculares infectados também pode estar presente na bolsa periodontal. No entanto, a Porphyromonas endodontalis parece ser muito rara em infeções orais que não sejam de origem endodôntica.[16]
- Sabeti et al sugeriram que o citomegalovírus humano e o vírus Epstein Barr desempenham um papel na patogénese das lesões periapicais sintomáticas.[17,18] Parece que a infeção viral ativa pode dar origem à produção de uma série de citocinas e quimiocinas com o potencial de induzir imunossupressão e destruição tecidular. A ativação do vírus do herpes nas células inflamatórias periapicais pode prejudicar os mecanismos de defesa do hospedeiro e dar origem a um crescimento excessivo de bactérias, como se observa nas lesões periodontais.[19]
- Toto et al. fizeram um esforço para determinar a fiabilidade do teste da polpa eléctrica na avaliação da condição pulpar de dentes periodontalmente envolvidos.[5] Foram selecionados mais de 200 dentes que necessitavam de tratamento endodôntico, tendo todos eles respondido positivamente, dentro dos limites normais, ao teste da polpa, quando comparados com um dente contralateral. As polpas desses dentes foram extirpadas na primeira consulta com uma broca farpada e estudadas histologicamente.
- Aproximadamente metade das polpas examinadas apresentavam vários graus de inflamação pulpar, incluindo pulpite crónica, pulpite aguda e necrose. Figura Devido a estes factos e porque a doença periodontal pode resultar em doença pulpar, pode ser possível que um dente de aparência relativamente normal tenha uma pulpite verdadeira. Uma vez que a doença pulpar também pode causar doença periodontal, um problema pulpar não tratado pode impedir a cicatrização periodontal ideal após uma terapia aparentemente correta.

# CAPÍTULO 3

# Classificação

## I. Classificação de Simon (1972)[1]

Com base na etiologia Diagnóstico, Prognóstico e Tratamento (Fig. 2)-

1. Endodontia primária
2. Endodontia primária com envolvimento periodontal secundário.
3. Envolvimento periodontal primário
4. Periodontal primário com envolvimento endodôntico secundário
5. Lesões combinadas verdadeiras.

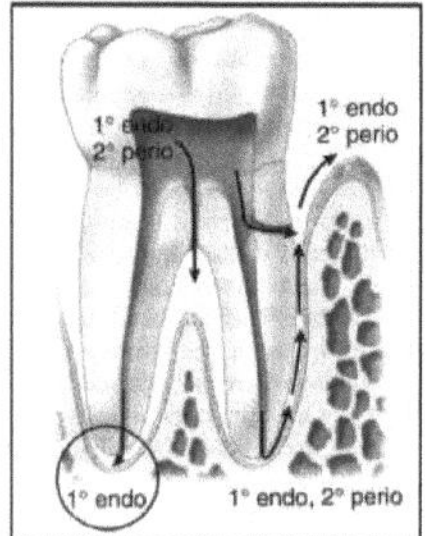


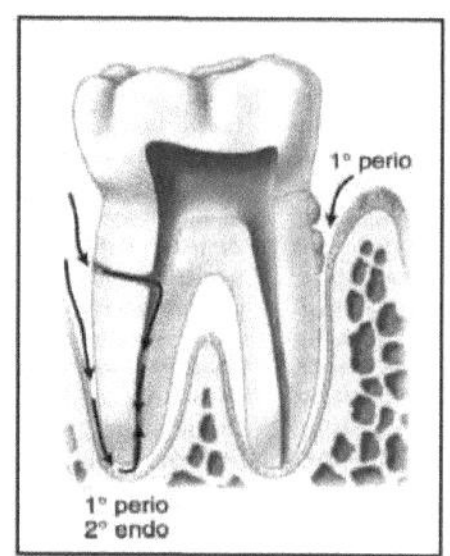


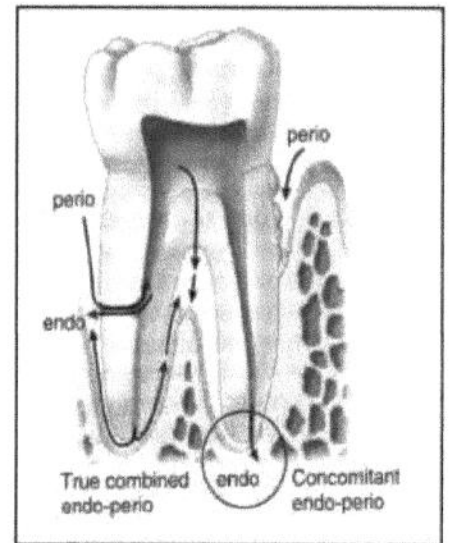


Fig. 2: Classificação de Simon das lesões endodônticas e periodontais (Cortesia *de^ Cohen's pathways o f the palp 10*th edition)

## II. Franklin. S. Weine (1972):[1]

Com base na etiologia e no tratamento necessário

Classe I: Dente em que os sintomas simulam clínica e radiograficamente a doença periodontal, mas que na realidade se devem a inflamação e/ou necrose pulpar

Classe II: Dente que apresenta concomitantemente doença pulpar ou periapical e doença periodontal

Classe III: Dente que não tem problemas pulpares, mas que necessita de terapia endodôntica com amputação da raiz para alcançar a cicatrização periodontal.

Classe IV: Dente que, clínica e radiograficamente, simula uma doença pulpar ou periapical, mas que, de facto, tem doença periodontal.

## III. Louis I Grossman (1991)[1]

Baseado na terapia -

1. Dentes que necessitam apenas de terapia endodôntica
2. Dentes que necessitam apenas de terapia periodontal
3. Dentes que necessitam de tratamento endodôntico e periodontal.

### IV. Torabinejad e Trope (1996)[20]

Com base na origem da bolsa periodontal-

1. Origem endodôntica
2. Origem periodontal
3. Lesão endo-perio combinada
4. Separar as lesões endodônticas e periodontais
5. Lesões com comunicação
6. Lesões sem comunicação

### V. Workshop mundial para a classificação das doenças periodontais (1999)[20]

a) Lesão endodôntica-periodontal
b) Lesão periodontal-endodôntica
c) Lesão combinada

### VI. Khalid S. Al-Fouzan (2014)[20]

1. Doença periodontal retrógrada
   a) lesão endodôntica primária com drenagem através do ligamento periodontal
   b) lesão endodôntica primária com envolvimento periodontal secundário
2. Lesão periodontal primária
3. Lesão periodontal primária com envolvimento endodôntico secundário
4. Lesão endodôntica-periodontal combinada
5. Lesões periodontais iatrogénicas

# CAPÍTULO 4

## VIAS DE COMUNICAÇÃO ENTRE A POLPA E O PERIODONTO

### I. ORIGEM DO DESENVOLVIMENTO[1,6,20]

a. Forame apical
b. Canais acessórios e canais laterais.
c. Ausência congénita de cemento
d. Permeabilidade do cemento
e. Sulcos de desenvolvimento
f. Saliência de esmalte e pérolas de esmalte

### II. ORIGEM PATOLÓGICA [1,20]

a. Espaços vazios na raiz - destruição das fibras de Sharpey.
b. Fibras verticais.
c. Reabsorção idiopática interna e externa.
d. Perda de cemento devido a irritantes externos.

### III. ORIGEM IATROGÉNICA[1,20]

a. Exposição dos túbulos dentinários após o planeamento radicular.
b. Perfuração lateral
c. Fracturas radiculares

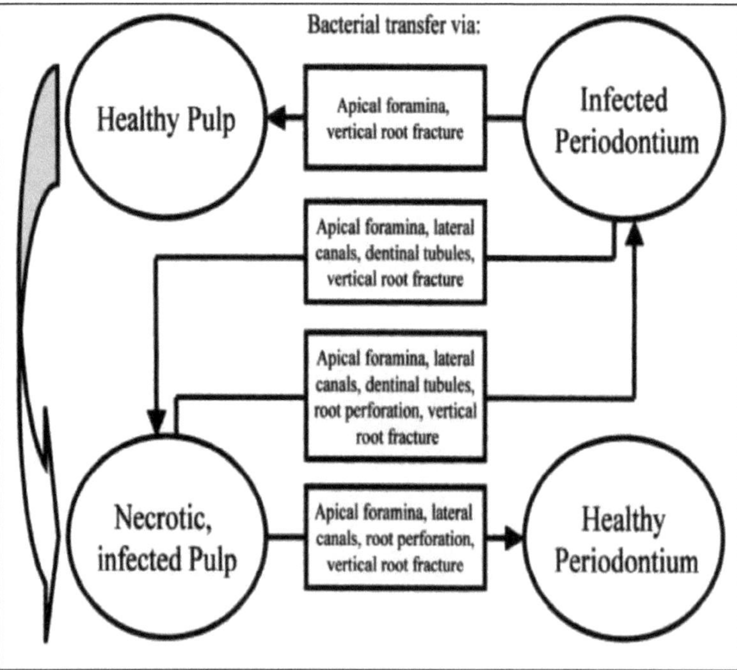


Fig. 3: Diagrama esquemático que ilustra as vias possíveis, bem como a direção dentro dessas vias (pequenas pontas de seta) para a propagação da infeção entre os tecidos pulpares e periodontais (Cortesia de Zehnder et

al. Interações patológicas nos tecidos pulpares e periodontais. J Clin Periodontol 2002; 29: 663 71.

1. Forame apical: As principais ligações entre os tecidos periodontais e pulpares são os forames apicais.[20] Os subprodutos bacterianos e os mediadores inflamatórios numa polpa doente podem sair facilmente através do forame apical para causar patose periapical (Fig. 4). O ápice é também um portal de entrada de elementos inflamatórios das bolsas periodontais profundas para a polpa, o que leva à inflamação pulpar ou necrose pulpar e os produtos da necrose pulpar estendem-se para os tecidos periapicais, causando uma resposta inflamatória local frequentemente associada à reabsorção óssea e radicular.[20]

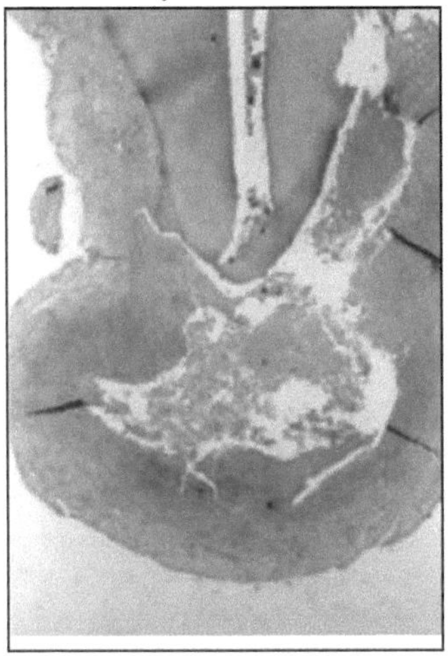

Fig. 4: Achados histológicos mostrando a PDL com infiltrado inflamatório misto grave que estava mais concentrado adjacente ao forame apical (Cortesia de Rotstein et al. The endo-perio lesion: a critical appraisal of the disease condition. Endod top 2006;13:34 56.

2. Canais laterais e acessórios: Os canais laterais formam canais de comunicação entre o corpo principal do canal radicular e o espaço do ligamento periodontal (Fig. 5). Eles surgem em qualquer lugar ao longo de seu comprimento, em ângulo reto com o canal principal. O termo canal acessório é geralmente reservado para os pequenos canais encontrados nos poucos milímetros apicais e que formam o delta apical.[20] Tanto os canais laterais como os acessórios desenvolvem-se devido a uma rutura na bainha epitelial radicular de Hertwig, ou, durante o desenvolvimento, a bainha cresce em torno dos vasos sanguíneos existentes[21].

Os canais laterais e acessórios podem estar presentes em qualquer parte da raiz. A sua incidência e localização foram bem documentadas tanto em dentes de animais como em humanos. Estima-se que 30 a 40% de todos os dentes tenham canais laterais ou acessórios e a maioria deles se encontra no terço apical da raiz. [22] DeDeus verificou que 17% dos dentes apresentavam canais laterais no terço apical da raiz, cerca de 9% no terço médio e menos de 2% no terço coronal.[23] No entanto, parece ser baixa a incidência de doença periodontal associada a canais laterais causados por irritantes na polpa dentária. Kirkham, estudando 1000 dentes humanos com doença periodontal extensa, encontrou apenas 2% dos canais laterais associados à bolsa periodontal envolvida.[24]

Os canais acessórios na furca dos molares podem também ser uma via direta de comunicação entre a polpa e o periodonto.[25,26] A incidência de canais acessórios pode variar de 23% a 76% (Fig. 6).[27] Estes canais acessórios contêm tecido conjuntivo e vasos sanguíneos que ligam o sistema circulatório da polpa ao do periodonto. No entanto, nem todos esses canais se estendem por todo o comprimento da câmara pulpar até o assoalho da furca. Seltzer et al. relataram que a inflamação pulpar pode causar reação inflamatória nos tecidos periodontais inter-radiculares. A presença de canais acessórios patentes é uma via potencial para a disseminação de microorganismos.[28]

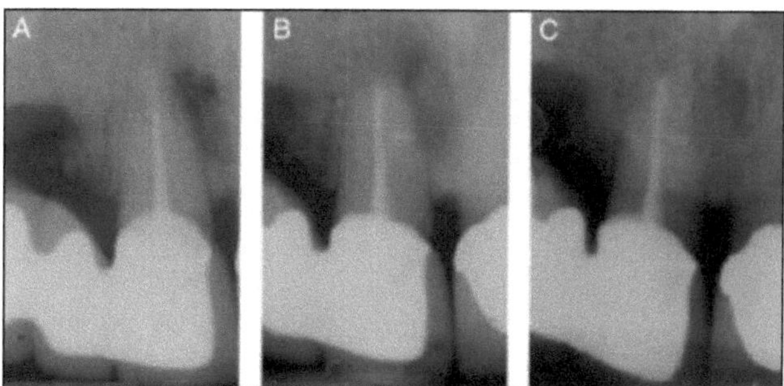


Fig. 5: Tratamento endodôntico não cirúrgico de um incisivo central maxilar com uma radiolucência lateral

(A) Radiografia pré-operatória mostrando canal previamente tratado com lesão lateral mesial.

(B) O dente foi tratado e o canal radicular foi preenchido com guta-percha termoplastificada. Note-se que o canal lateral se estende em direção à lesão.

(C) *A recordação de um ano mostra a resolução da lesão em curso. (Cortesia de Rotstein et al. The endo-perio lesion: a critical appraisal of the disease condition. Endod top 2006;13:34-56.*

**Incidence of Furcation Canals**

| Investigators | Techniques | Incidence |
|---|---|---|
| Rubach and Mitchell (1965)[65] | Sectioned teeth | 45% |
| Lowman et al. (1973)[52] | Dissecting microscope | Maxillary molars 59% |
| | | Mandibular molars 55% |
| Burch and Hulen (1974)[13] | Radiopaque dye | Accessory furcal canals 76% |
| Vertucci and Williams (1974)[81] | Hematoxylin dye | 46% |
| Kirkham (1975)[43] | Radiopaque dye | 23% |
| Gutmann (1978)[33] | Safranin dye | Maxillary molars 28.4% |
| | | Mandibular molars 27.4% |

Fig. 6: Incidência de canais de furca *(Cortesia de Cohen's* pathways of the pulp, [10ª] edição)

3. Túbulos dentinários: Os túbulos dentinários expostos em áreas desprovidas de cemento

podem servir como vias de comunicação entre a polpa e o ligamento periodontal (Fig. 7).[20] A exposição dos túbulos dentinários pode ocorrer devido a defeitos de desenvolvimento, processos de doença ou procedimentos periodontais ou cirúrgicos. Os túbulos dentinários radiculares estendem-se desde a polpa até à junção cemento-dentinária (CDJ). Têm um percurso relativamente retilíneo. O diâmetro varia de 1 µm na periferia a 3 µm perto da polpa. O lúmen tubular diminui com a idade ou como resposta a estímulos crónicos de baixo grau que causam a aposição de dentina peritubular altamente mineralizada. A densidade dos túbulos dentinários varia de aproximadamente 15.000 por milímetro quadrado na junção cementária, na porção cervical da raiz, a 8.000 perto do ápice, enquanto nas extremidades pulpares o número aumenta para 57.000 por milímetro quadrado. Quando o cemento e o esmalte não se encontram na junção cemento-esmalte (JCE), esses túbulos permanecem expostos, criando assim vias de comunicação entre a polpa e o ligamento periodontal. A hipersensibilidade dentinária cervical pode ser um efeito deste fenómeno.
Estudos de microscopia eletrônica de varredura demonstraram que a exposição de dentina na JCE ocorreu em cerca de 18% dos dentes em geral e em 25% dos dentes anteriores em particular.[31] Além disso, o mesmo dente pode ter caraterísticas diferentes de JCE, apresentando exposição de dentina em um lado enquanto os outros lados são cobertos por cemento. Essa área torna-se importante na avaliação da progressão de patógenos endodônticos, bem como do efeito da raspagem e aplainamento radicular na integridade do cemento, do trauma e da patose induzida pelo clareamento. Outras áreas de comunicação dentinária 32 podem ser através de sulcos de desenvolvimento, incluindo tanto palato-gengival como apical.[32]

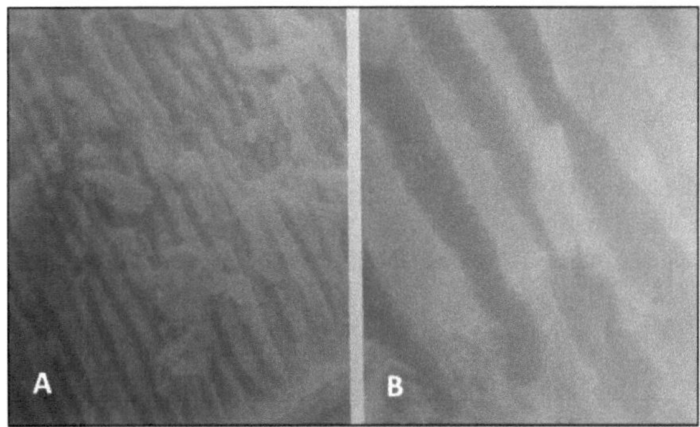


Fig. 7

A) Micrografia eletrónica de varrimento de túbulos dentinários abertos

B) Maior ampliação mostra a ausência de processos odontoblásticos

*(Cortesia de Ingle's Endodontics, 6*$^{th}$ edition)

4. Perfurações iatrogénicas do canal radicular: são complicações graves durante o tratamento dentário e têm um prognóstico bastante mau.[16] As perfurações podem ser produzidas por instrumentos rotativos motorizados durante a tentativa de obter acesso à polpa, ou durante a preparação para um pino. A manipulação incorrecta dos instrumentos endodônticos também pode levar a uma perfuração da raiz.[16]

5. Fracturas verticais da raiz: são causadas por trauma e têm sido relatadas como ocorrendo tanto em dentes vitais como não vitais. Em dentes vitais, as fracturas verticais podem ser continuações de fracturas coronais na "síndrome do dente rachado" ou podem ocorrer apenas nas superfícies radiculares.[16] Em dentes tratados endodonticamente, a incidência de fracturas radiculares verticais é maior em dentes que foram preenchidos com a técnica de condensação lateral em comparação com a técnica de cone único.[16] Os dentes restaurados com pinos intracanais são mais susceptíveis à fratura do que os dentes obturados sem pinos, e a extensão dos pinos para além da metade coronal dos canais radiculares tem um efeito negativo significativo na incidência de fracturas radiculares em comparação com pinos mais curtos (Fig. 8).

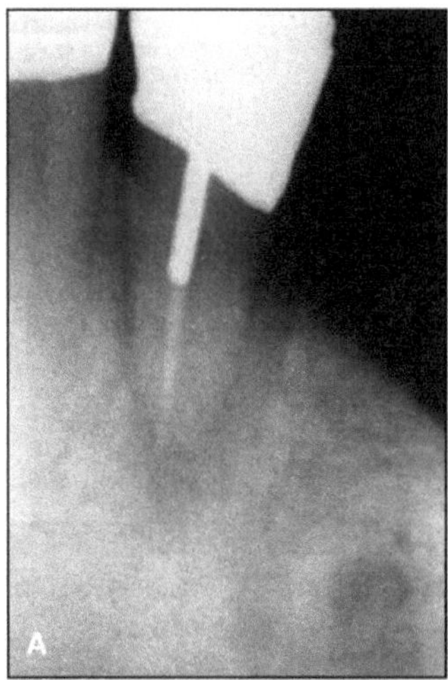


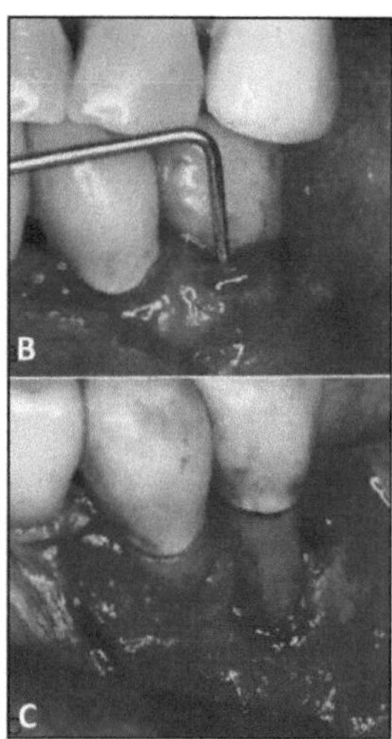


**Fig. 8:** Fratura vertical da raiz

A) A radiografia revelou uma PDL alargada com **radiolucência em forma de J** à volta do ápice
B) Profundidade de sondagem superior a 12 mm
C) A cirurgia exploratória confirmou a fratura vertical da raiz *(Cortesia de Cohen's pathways of the pulp, 10th edition)*

6. Malformações de desenvolvimento: Os sulcos radiculares podem levar a uma condição periodontal não tratável (Fig. 9). Este tipo de sulco é provavelmente o resultado de uma tentativa do germe dentário de formar outra raiz. Enquanto a ligação epitelial se mantiver intacta, o periodonto permanece saudável. No entanto, quando essa ligação é rompida e os sulcos ficam contaminados, pode formar-se uma bolsa infra-óssea auto-sustentada ao longo de todo o seu comprimento.

O prognóstico do tratamento nestes casos é reservado, dependendo da extensão apical do sulco. O tratamento consiste na brocagem do sulco, na colocação de substitutos ósseos e no tratamento cirúrgico dos tecidos moles e do osso subjacente. Recentemente foi descrito o uso de Emdogain como adjuvante no tratamento[33].

Se não tiver êxito, o dente tem de ser extraído devido ao mau prognóstico.

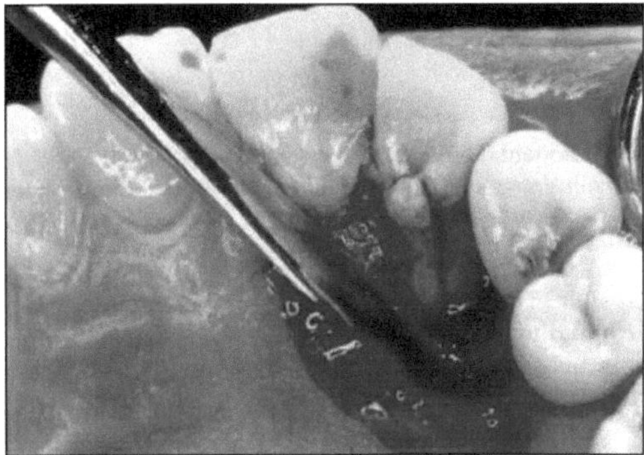

Fig. 9: Sulco palato-gengival no incisivo lateral superior com defeito periodontal *(Cortesia de Cohen's* pathways of the pulp, 10th edition)

# CAPÍTULO 5

# Microbiologia

## MICROBIOLOGIA DAS LESÕES ENDODÔNTICAS E PERIODONTAIS

Numa carta dirigida à Royal Society de Londres, em 1683, Antoni van Leeuvenhoek, o pai da microbiologia, descreveu os "animalcules" contidos na placa dentária e no tártaro e fez o primeiro desenho de bactérias.[16]

A presença de bactérias no tecido pulpar humano necrótico foi descrita pela primeira vez por Miller em 1894. Só com as experiências inovadoras em modelos animais de Kakehashi et al.[11] é que os microrganismos foram estabelecidos como a principal causa da doença periodontal e pulpar.

Os conceitos obtidos a partir dos estudos em animais anteriormente citados foram mais tarde confirmados no homem. Atualmente, a maioria dos investigadores considera que a doença periodontal é causada por uma infeção anaeróbia mista, modulada por uma interação complexa com factores locais e do hospedeiro. Do mesmo modo, a infeção endodôntica do tecido pulpar necrótico é de natureza anaeróbia[34].

Uma exceção a esta regra parece ser a microaerofílica A. actinomycetemcomitans, que tem sido associada a periodontite agressiva.[35] A maioria das espécies que foram encontradas em canais radiculares infectados também podem estar presentes na bolsa periodontal. No entanto, a Porphyromonas endodontalis parece ser muito rara em infecções orais que não sejam de origem endodôntica.[36] Globalmente, a flora do canal radicular não parece ser tão complexa como a flora periodontal das bolsas adjacentes.

No entanto, é um problema inerente à amostragem bacteriana das bolsas periodontais o facto de as estirpes dos níveis mais superficiais do local serem recolhidas juntamente com as estirpes da parte anterior da lesão. Em pacientes com periodontite agressiva localizada, mais de 50% da flora da porção mais profunda da bolsa é constituída por bastonetes Gram negativos.

Ao classificar a microbiota por critérios morfológicos com microscopia de interferência, não foi encontrada diferença significativa entre os canais radiculares infectados e as bolsas periodontais adjacentes. Utilizando técnicas de cultura anaeróbica, a flora geral também parece semelhante nas bolsas mais profundas e nas polpas necróticas adjacentes.

Condições semelhantes que favorecem o crescimento anaeróbio parecem estar presentes tanto nas bolsas periodontais profundas como nos tecidos pulpares infectados. Além disso, não deve ser esquecido que a fonte de ambas as infecções é a mesma, nomeadamente, as mais de 400 espécies bacterianas que estão presentes na flora da cavidade oral. Como em qualquer infeção oportunista, tanto na doença pulpar como na periodontal é bastante difícil avaliar qual a microbiota que realmente causa o problema e quais as bactérias que se encontram simplesmente porque o ambiente favorece a sua seleção.

As exacerbações das lesões periapicais parecem estar relacionadas com a presença de bastonetes anaeróbios Gram-negativos, de pigmentação negra, no sistema de canais radiculares. Pelo menos no caso da Prevotella oralis, estas bactérias parecem depender de outras estirpes para desenvolverem todo o seu potencial patogénico no sistema de canais radiculares, tendo-se verificado que não conseguiam sobreviver se fossem mono-inoculadas em canais radiculares de macacos.[37] A ideia da interação microbiana positiva nas infecções endodônticas foi ainda mais sublinhada por Sundqvist em 1992, que demonstrou que certas bactérias são mais susceptíveis de serem encontradas juntas na flora do canal radicular. Num estudo com 13261 amostras de placa bacteriana, Bacteroides forsythus, Porphyromonas gingivalis e Treponema denticola, se encontrados em conjunto, estavam altamente correlacionados com a profundidade da bolsa e hemorragia à sondagem.[15] Este complexo também foi encontrado em dois de 28 canais radiculares infectados. No entanto, o tamanho da amostra neste último estudo foi muito pequeno para quaisquer conclusões definitivas. Foi observado que a flora endodôntica pode aparecer em grupos de conteúdo bacteriano misto, semelhante ao arranjo visto na placa subgengival. Essas comunidades de bactérias fechadas em matrizes evoluíram para permitir a sobrevivência de toda a comunidade, e são chamadas de biofilmes.[38]

Em conclusão, as semelhanças entre a microflora endodôntica e periodontal sugerem que pode ocorrer infeção cruzada entre o canal radicular e a bolsa periodontal. Esta ideia é apoiada pela presença de caminhos anatómicos entre a polpa e o ligamento periodontal.

## Bactérias

As bactérias desempenham um papel crítico na doença endodôntica e periodontal.[11, 12, 39-43] Os tecidos periapicais são envolvidos quando as bactérias invadem a polpa, causando necrose parcial ou total (Fig. 10).

Kakehashi et al. demonstraram a relação entre a presença de bactérias na polpa e as doenças periapicais num trabalho clássico.[11] Neste estudo, polpas de ratos normais foram expostas e deixadas abertas ao ambiente oral. Consequentemente, ocorreu necrose pulpar, seguida de inflamação periapical e formação de lesão periapical.

No entanto, quando o mesmo procedimento foi realizado em ratos sem germes, não só as polpas permaneceram vitais e relativamente não inflamadas, como os locais de exposição foram reparados por dentina. O estudo demonstrou que, sem bactérias e seus produtos, as lesões periapicais de origem endodôntica não ocorrem. Moller et al. confirmaram estes achados em macacos.[12] Verificaram que o tecido pulpar necrótico não infetado não induzia lesões periapicais ou reacções inflamatórias. No entanto, quando a polpa era infetada, ocorriam lesões periapicais e inflamação nos tecidos apicais. Outros relataram resultados semelhantes e sugeriram que as infecções pulpares são geralmente mistas por natureza.[39]

Bactérias proteolíticas predominam na flora do canal radicular, que se altera com o tempo para uma microbiota mais anaeróbica.[34, 44] Rupf et al. estudaram os perfis de patógenos periodontais em doenças pulpares e periodontais associadas ao mesmo dente.[14] Foram utilizados métodos específicos de PCR para detetar Actinobacillus actinomycetemcomitans, Bacteroides forsythus, Eikenella corrodens, Fusobacterium nucleatum, Porphyromonas gingivalis, Prevotella intermedia e Treponema
denticola. Estes agentes patogénicos foram encontrados em todas as amostras endodônticas e os mesmos agentes patogénicos foram encontrados em dentes com periodontite apical crónica e periodontite crónica do adulto. Assim, parece que os agentes patogénicos periodontais

acompanham as infecções endodônticas e que as inter-relações periodontais endodônticas são uma via crítica para ambas as doenças.

As espiroquetas são outro tipo de microrganismo associado às doenças endodônticas e periodontais. As espiroquetas são normalmente encontradas com mais frequência na placa subgengival do que nos canais radiculares. Vários estudos mostraram uma grande diversidade de treponemas orais presentes em biofilmes subgengivais de bolsas periodontais.[45] Foi previamente proposto que a presença ou ausência de espiroquetas orais pode ser usada para diferenciar entre abcessos endodônticos e periodontais.[46] Atualmente, a presença de espiroquetas no sistema de canais radiculares está bem documentada e foi demonstrada por diferentes técnicas de identificação, tais como campo escuro, microscopia eletrónica e identificação bioquímica.[47,48] As diferenças na incidência de espiroquetas associadas à doença endodôntica relatadas pelos vários autores podem ser atribuídas aos diferentes métodos de deteção utilizados. Foi demonstrado que as espécies de espiroquetas mais frequentemente encontradas nos canais radiculares são T. denticola[49, 50] e T. maltophilium[51].

O principal fator de virulência do T. denticola inclui proteínas expressas à superfície com actividades citotóxicas, tais como a principal proteína de superfície e o complexo de proteases do tipo quimotripsina, enzimas proteolíticas e hidrolíticas extracelulares ou associadas à membrana e metabolitos. Este microrganismo possui uma série de factores de virulência associados à doença periodontal e pode também participar na patogénese da doença perirradicular.[50] O T. maltophilum é um treponema pequeno e móvel com dois flagelos periplasmáticos.

Embora os factores de virulência deste microrganismo ainda não tenham sido totalmente elucidados, foi proposto que a motilidade do T. maltophilum, causada pela rotação dos seus flagelos periplasmáticos, poderia contribuir para a sua patogenicidade. O T. maltophilum também foi frequentemente isolado de pacientes com periodontite rapidamente progressiva.

Algumas estirpes bacterianas podem sofrer uma transição morfológica para a sua forma L após a exposição a determinados agentes, particularmente a penicilina. A forma L e a bactéria podem aparecer individualmente ou em conjunto e podem transformar-se de uma variante para outra com numerosas fases intermédias de transição para a forma L. Isto pode ocorrer espontaneamente ou por indução de uma forma cíclica. Em determinadas condições, dependendo dos factores de resistência do hospedeiro e da virulência bacteriana, as formas L revertem para a sua forma bacteriana patogénica original e podem então ser responsáveis pela exacerbação aguda de lesões apicais crónicas.[52]

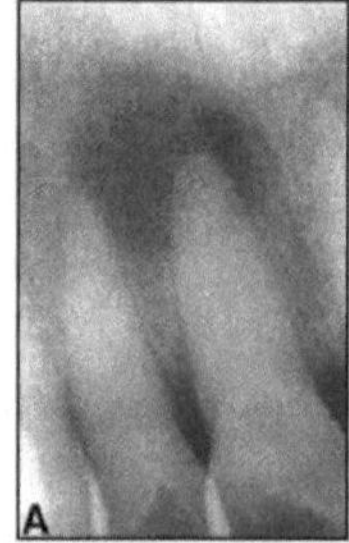


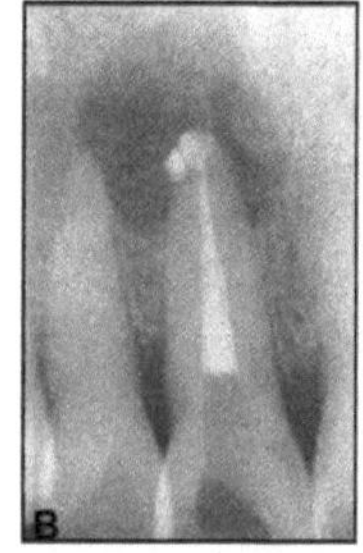

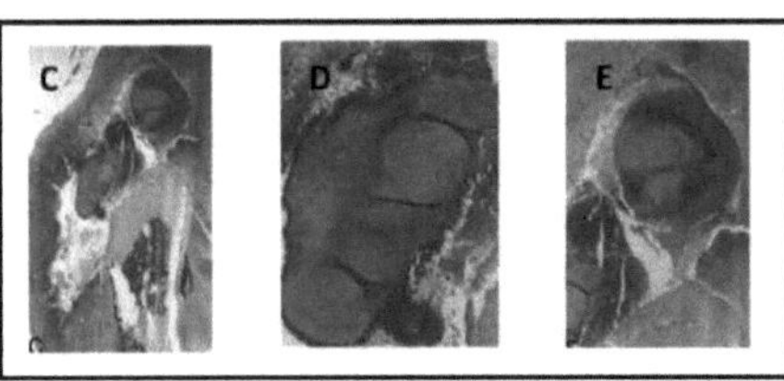


Fig. 10
Infeção periapical por Actinomyces

A. Radiografia de um incisivo central maxilar com uma polpa necrótica mostrando uma grande lesão periapical
B. Foi tentado um NSRCT mas os sintomas persistiram
C. Foi então efectuada uma cirurgia periapical. A fotomicrografia mostra parte da raiz com a lesão aderida
D. Colónias de Actinomyces no lúmen da lesão
E. Uma maior ampliação mostra grandes colónias de Actinomyces

*(Cortesia de In^lc 's endodontics 6*$^{th}$ edition)

## Fungos (leveduras)

A presença e a prevalência de fungos associados a infecções endodônticas estão bem documentadas (Fig. 11).[53,54] A colonização por leveduras associada à patogenia perirradicular foi demonstrada em cáries radiculares não tratadas, túbulos dentinários[55, 56], tratamentos de canais radiculares falhos[57, 58], ápices de dentes com periodontite apical assintomática[59] e em tecidos periapicais[60]. Muitos estudos relataram que a prevalência de fungos em amostras de cultura retiradas de sistemas de canais radiculares infectados variou de 0,5% a 26% em canais radiculares não tratados[61,62] e de 3,7% a 33% em casos de canais previamente tratados[58, 60, 63, 64]. Alguns, no entanto, demonstraram uma prevalência maior, de até 55%.[56, 65] A maioria dos fungos recuperados foram Candida albicans.[64] C. albicans foi detectada em 21% da lesão endo-perio de 37 canais radiculares infectados usando primers específicos para a espécie 18S rRNA-direcionados.[66] Os fungos também colonizam as paredes do canal e invadem os túbulos dentinários. Outras espécies como C. glabrata, C. guillermondii e C. incospicia, e Rodotorula mucilaginosa também foram detetadas. Os factores que afectam a colonização do canal radicular por fungos não são totalmente conhecidos. Parece, no entanto, que entre os factores predisponentes deste processo estão as doenças imunocomprometidas como o cancro[55], certos medicamentos intracanais, antibióticos locais e sistémicos[67], e terapia endodôntica prévia sem sucesso [63, 68]. Tem sido sugerido que a redução de estirpes específicas de bactérias no canal radicular durante o tratamento endodôntico pode permitir o crescimento excessivo de fungos no ambiente pobre em nutrientes remanescente. Outra possibilidade é que os fungos podem ganhar acesso ao canal radicular a partir da cavidade oral como resultado de uma assepsia deficiente durante o tratamento endodôntico ou procedimentos pós-preparação. Verificou-se que aproximadamente 20% dos pacientes adultos com periodontite também abrigam leveduras subgengivais. Tal como nas infecções endodônticas, a C. albicans foi também a espécie mais comum isolada. Além disso, foi demonstrado que a presença de fungos nos canais radiculares está diretamente associada à sua presença na saliva.[69]

Estes resultados sublinham ainda mais a importância da utilização de técnicas endodônticas e periodontais asssépticas, da manutenção da integridade dos tecidos duros dentários e da cobertura da coroa do dente logo que possível com uma restauração permanente bem selada, a fim de evitar a reinfeção.

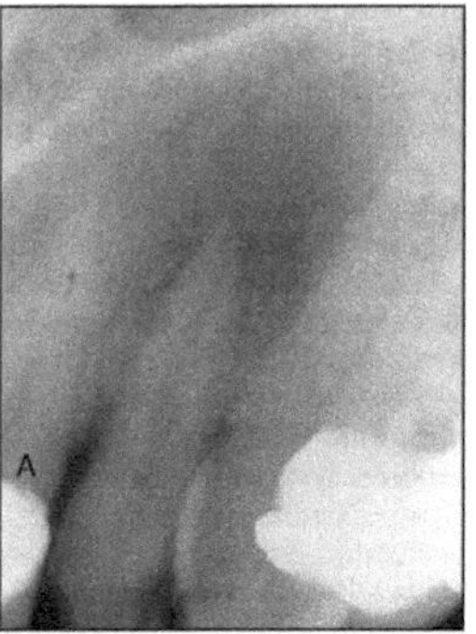

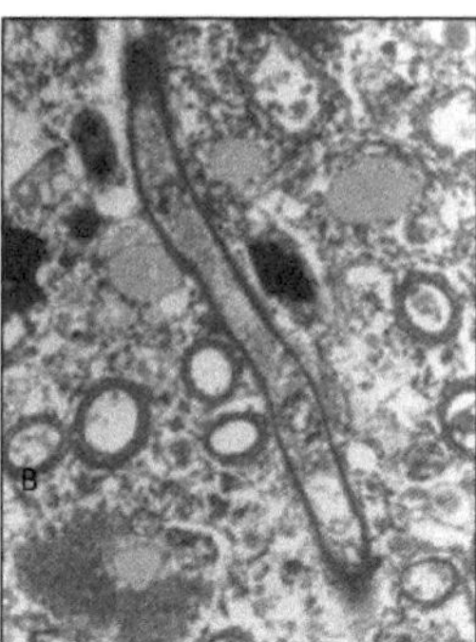

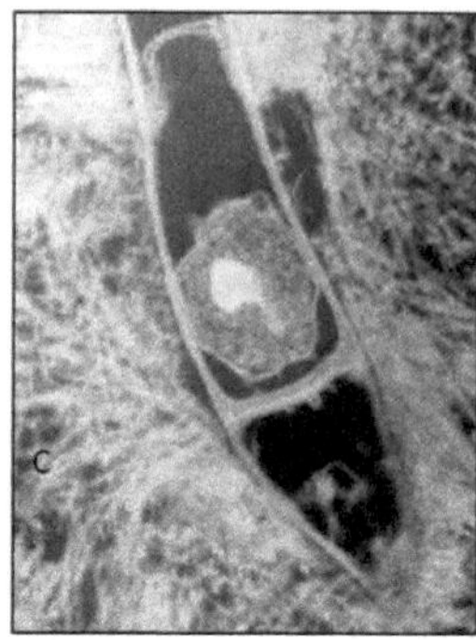


Fig. 11: Fungos numa lesão periapical persistente

A. Radiografia de um incisivo lateral maxilar com polpa necrótica e radiolucência periapical
B. TEM mostra hifas em crescimento de um fungo
C. Maior ampliação das hifas mostrando a parede celular

*(Cortesia de Ingle's endodontics, 6th edition)*

## Vírus

Há cada vez mais evidências que sugerem que os vírus desempenham um papel importante na patogénese da doença endodôntica e periodontal (Fig. 12). Em doentes com doença periodontal, o vírus Herpes Simplex foi frequentemente detectado no fluido crevicular gengival e em biopsias gengivais de lesões periodontais.[70, 71] O citomegalovírus humano foi observado em cerca de 65% das amostras de bolsas periodontais e em cerca de 85% das amostras de tecido gengival.[70] O vírus Epstein Barr tipo I foi observado em mais de 40% das amostras de bolsas e em cerca de 80% das amostras de tecido gengival.(70) Verificou-se que os vírus do herpes gengival estavam associados a uma maior ocorrência de P. gingivalis subgengival, B. forsythus, P. intermedia, P. nigrescens, T. denticola e Actinobacillus actinomycetemcomitans, sugerindo assim o seu papel no crescimento excessivo de bactérias patogénicas periodontais.

A presença de vírus na polpa dentária foi relatada pela primeira vez num paciente com SIDA.[72] O DNA do vírus HIV também foi detectado em lesões perirradiculares.[73] No entanto, não foi estabelecido que o vírus HIV possa causar diretamente doença pulpar. O vírus herpes simplex também foi estudado em relação à doença endodôntica. Parece, no entanto, ao contrário do seu papel na doença periodontal, que o vírus herpes simplex não está associado a lesões pulpares inflamatórias.[74, 75] Por outro lado, dados recentes sugerem que outros tipos comuns de vírus humanos podem estar envolvidos na doença pulpar e na patose periapical associada. Sabeti et al. sugeriram que o citomegalovírus humano e o vírus Epstein Barr desempenham um papel na patogénese das lesões periapicais sintomáticas.[17, 18] Parece que a infeção viral ativa pode dar origem à produção de uma série de citocinas e quimiocinas com o potencial de induzir imunossupressão e destruição tecidular.[19] A ativação do vírus do herpes nas células inflamatórias periapicais pode prejudicar os mecanismos de defesa do hospedeiro e dar origem a um crescimento excessivo de bactérias, como se observa nas lesões periodontais. A supressão imunitária mediada pelo vírus do herpes pode também ser prejudicial nas infecções periapicais devido aos factores de resistência do hospedeiro já comprometidos e aos tecidos conjuntivos afectados in situ. As alterações entre períodos prolongados de latência do vírus do herpes, interrompidos por períodos de ativação, podem explicar alguns episódios sintomáticos de doença periapical semelhantes a explosões. A reativação frequente do vírus do herpes periapical pode contribuir para a rápida degradação periapical.

A ausência de infeção pelo vírus do herpes ou de reativação viral pode ser a razão pela qual algumas lesões periapicais permanecem clinicamente estáveis durante longos períodos de tempo.[17] É necessária mais investigação para demonstrar uma relação causal das infecções virais com os processos de doença pulpar e periodontal.

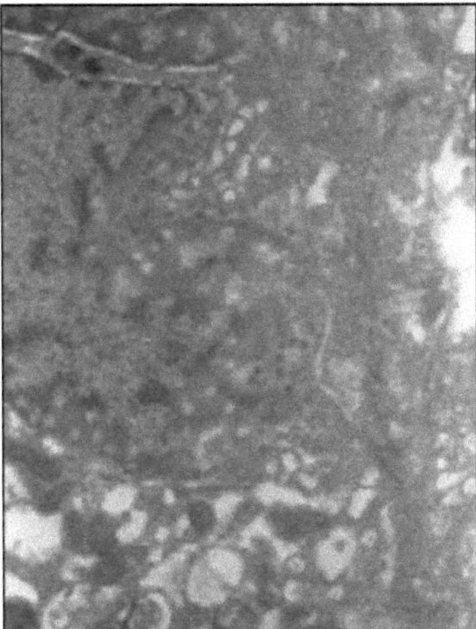

**Fig 12:** TEM do núcleo de um macrófago numa lesão periapical sugerindo uma possível infeção viral *(Cortesia de Ingle's endodontics, 6th edition)*

## Biofilmes infecciosos

A maioria das bactérias em praticamente todos os ecossistemas naturais cresce em biofilmes e o seu crescimento nos tecidos afectados é caracterizado por comunidades fechadas pela matriz. As microcolónias de biofilme são compostas por cerca de 15% de células (por volume) embebidas em 85% de material matricial.[20] São divididas por canais de água ramificados que transportam fluido para a comunidade por fluxo convectivo. A composição estrutural dos biofilmes indica que estas comunidades são reguladas por sinais análogos às hormonas e feromonas que regulam muitas comunidades eucarióticas celulares.[20]

A formação de biofilmes tem uma sequência de desenvolvimento que resulta na formação de uma comunidade madura de micro-colónias em forma de torre e em forma de cogumelo, com alguma variação entre espécies. A sequência de eventos geralmente envolvida é a fixação da superfície microbiana, a proliferação celular, a produção de matriz e o desprendimento. A formação e o desprendimento do biofilme estão sob o controlo de sinais químicos que regulam e orientam a formação de micro-colónias e canais de água fechados com lama. Foi afirmado que os biofilmes microbianos constituem a estratégia de vida mais "defensiva" que pode ser adoptada pelas células procarióticas.[20] Em ambientes muito hostis, como o calor extremo, a acidez ou a secura, este modo de crescimento estacionário é inerentemente defensivo, porque as células bacterianas não são arrastadas para áreas onde podem ser mortas. Os biofilmes infecciosos são difíceis de detetar nos métodos de diagnóstico de rotina e são inerentemente tolerantes às defesas do hospedeiro e às terapias antibióticas. Além disso, os biofilmes facilitam a propagação da resistência aos antibióticos, promovendo a transferência horizontal de genes. Também se adaptam ativamente às pressões ambientais, como a alteração da qualidade nutricional, da densidade celular, da temperatura, do pH e da osmolaridade. A inanição prolongada induz a perda de cultivabilidade em condições normais, enquanto o microrganismo permanece metabolicamente ativo e estruturalmente intacto. Esta é considerada a principal razão para a baixa taxa de deteção de infecções por biofilmes através de métodos de cultura de rotina. O papel exato dos biofilmes nas infecções endodônticas ainda não foi bem estabelecido como e merece uma investigação mais aprofundada.[76]

# CAPÍTULO 6

## EFEITOS DA DOENÇA PULPAR NO PERIODONTO

Polpa normal V/S polpa inflamada

Enquanto a polpa permanecer vital é pouco provável que ocorram alterações significativas no periodonto.[5]

Quando a polpa fica inflamada/infetada, desencadeia uma resposta inflamatória.[(77)] Os elementos nocivos de origem pulpar, incluindo mediadores inflamatórios e subprodutos bacterianos, podem extravasar através do ápice, dos canais laterais e acessórios e dos túbulos dentinários para desencadear uma resposta inflamatória no periodonto, incluindo uma expressão precoce da apresentação de antigénios.[78] Os produtos libertados são provenientes de estirpes bacterianas vivas, incluindo espiroquetas, bem como de agentes patogénicos não vivos.[24]

Os fungos e os vírus também estão implicados.[54, 66, 69] Em certos casos, o crescimento epitelial será estimulado, o que afectará a integridade dos tecidos perirradiculares.

Os processos inflamatórios no periodonto que ocorrem como resultado da infeção do canal radicular podem não estar localizados apenas no ápice, mas também podem aparecer ao longo dos aspectos laterais da raiz e nas áreas de furca dos dentes multirradiculares. Nesses casos, o processo inflamatório pode ser induzido e mantido por produtos bacterianos que chegam ao periodonto através do canal lateral.[1]

Se existir uma lesão periodontal, as duas lesões de tecidos moles podem fundir-se e aparecer radiograficamente como uma única lesão. E, clinicamente, pode ser possível passar uma sonda através de ambas as lesões. Do ponto de vista terapêutico, é importante compreender que a parte coronal é direcionada para uma infeção no periodonto marginal e a parte apical para uma infeção que emana do sistema de canais radiculares[1].

É concebível que quanto mais largo for o canal lateral e os canais acessórios, maior será a probabilidade de desenvolvimento de uma lesão justaradicular.

No entanto, o cemento, quando intacto, pode atuar como uma barreira contra a difusão de produtos nocivos no periodonto. Por vezes, mesmo que haja passagem de bactérias e dos seus componentes, uma camada exterior intacta de cemento actua como uma barreira eficaz contra essa penetração.

Canais de Furca: Possível Papel no Desenvolvimento de Lesões Endodôntico-Periodontais de Classe I em Molares

Rubach e Mitchell relataram estudos relacionados aos canais auxiliares, principalmente os da região de furca dos dentes molares, e os efeitos da doença periodontal sobre a polpa. Mostraram histologicamente que os canais auxiliares na área de furca conduziam aos tecidos do ligamento periodontal[4] (Fig. 13, A e B).

Bender, Seltzer e seus colaboradores de pesquisa também afirmaram que os problemas de combinação periodontal-endodôntica eram muito mais frequentes em dentes posteriores, particularmente em molares, do que em dentes anteriores, devido ao maior número de canais auxiliares e de furca presentes nos molares.[7]

Vários autores tentaram correlacionar dentes com maior número de canais auxiliares com maior presença de doença periodontal. Vertucci e Williams relataram que 46% dos primeiros molares inferiores apresentavam canais auxiliares na região de furca.[2] Nesses casos, quando a inflamação pulpar se inicia na porção coronal da polpa e se estende apicalmente, os produtos da inflamação podem causar danos no ligamento periodontal muito antes de atingirem os tecidos do ápice radicular.

Essa reação daria o aspeto radiográfico típico do problema endodôntico-periodontal de Classe 1, em que a furca está envolvida, distinguindo-se por uma radiolucidez definida nessa área, enquanto a região periapical apresenta desvio mínimo (Fig. 13, C) ou nenhum desvio (ver Fig. 13, G) do normal. A maior espessura do osso na região periapical dos molares inferiores, comparada com a da área da furca, também tende a mascarar a visualização radiográfica da perda óssea na primeira, enquanto enfatiza a destruição no osso mais fino (Fig. 13, C e *E,* e 14, A).

Moss et al. estudaram histologicamente o assoalho pulpar de molares primários infectados e não infectados. Verificaram que o assoalho da câmara pulpar de um molar infetado era mais permeável ao corante azul de metileno do que o de um dente não infetado.[5] Portanto, concluíram que havia um fluxo constante de material diretamente através do assoalho pulpar entre a polpa e os tecidos adjacentes.

Não foi estudado o assoalho pulpar dos molares permanentes e a maior espessura em relação aos molares decíduos poderia ser uma barreira suficiente para impedir o constante intercâmbio. No entanto, essa possibilidade existe e pode explicar algumas das lesões de Classe I, onde não é possível demonstrar um canal auxiliar furcal (Fig. 14).

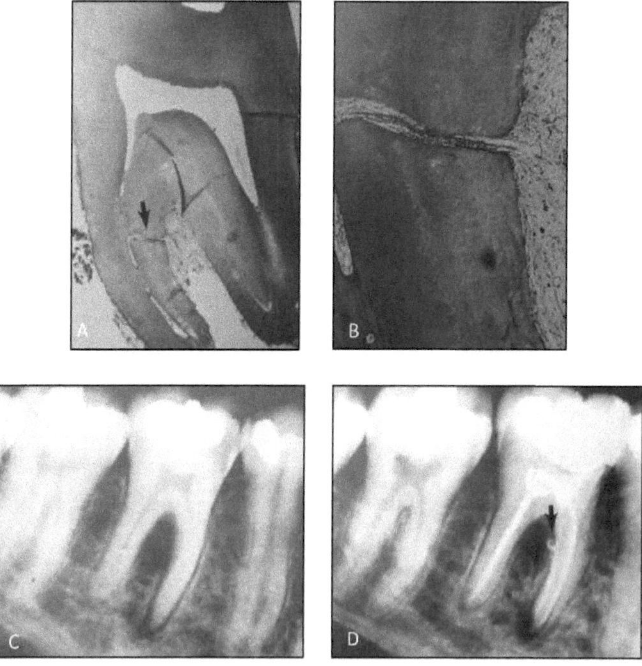

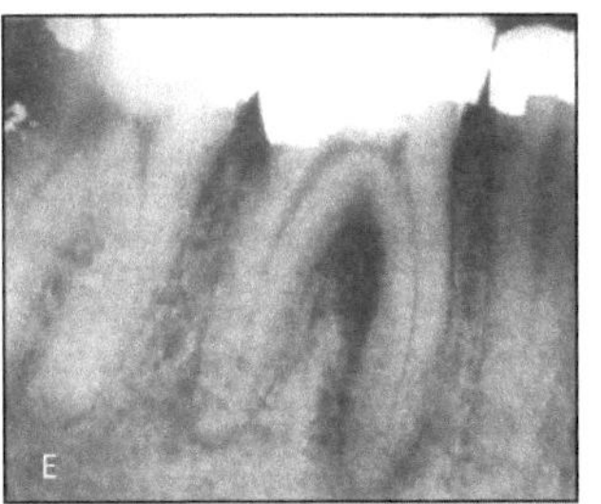


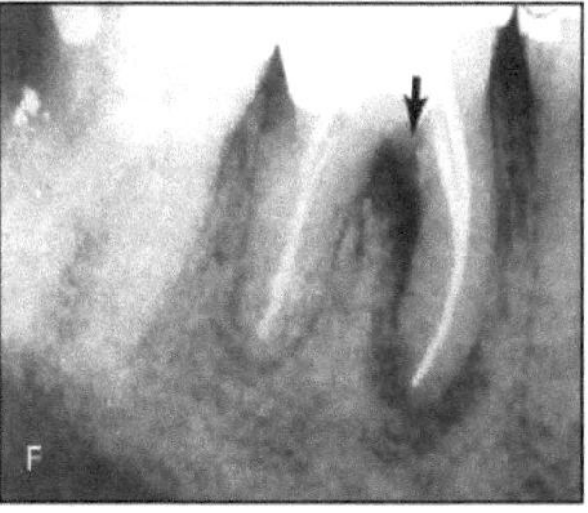


(Fig. 13: Para a legenda, ver página seguinte)

Fig. 13: Locais típicos de canais auxiliares de furca. A, Fotomicrografia de molar mandibular indicando a comunicação do tecido pulpar da superfície distal da raiz mesial com o ligamento periodontal. B, A potência mais alta mostra infiltrado inflamatório tanto na polpa quanto no ligamento periodontal que se aproxima. C, Radiografia pré-operatória do primeiro molar inferior com problema endodôntico-periodontal típico de Classe I. Uma grande radiolucência é aparente na área da furca e uma lesão menor está associada à área apical da raiz mesial. Esta diferença pode ser devida a um osso mais espesso na área apical do que na área da furca. Uma lesão cariosa profunda está presente na mesial, e as alturas ósseas proximais adjacentes são normais. D, Os canais foram preenchidos com guta-percha condensada lateralmente e com o selante anti-sético para canais radiculares Kerr. Note-se a extrusão do selante a sair na superfície distal da raiz mesial, exatamente como se mostra em A. E e F, Situação semelhante noutro molar mandibular, mas desta vez os canais mesiais foram preenchidos com cones de prata e selante, extrudido como em A. Estava presente uma restauração grande no dente e os outros níveis ósseos eram normais

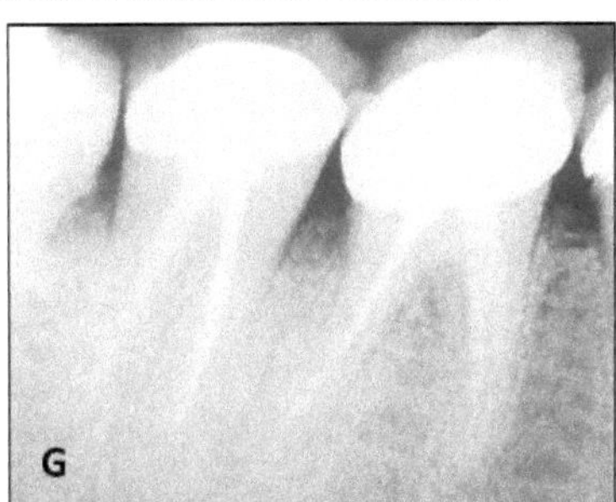


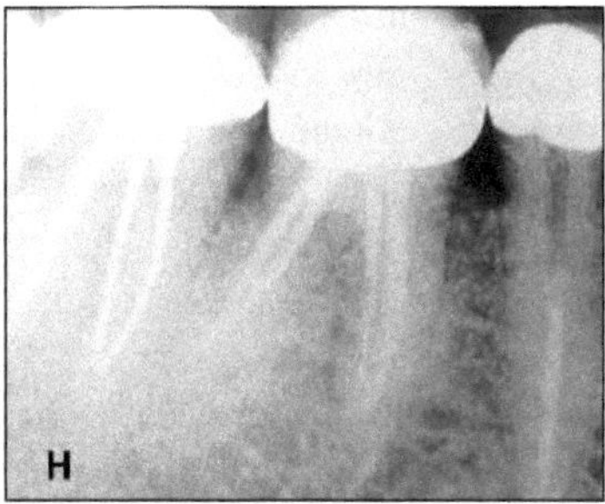


Fig. 13 (cont.): A (vista reta) e B (vista angular), de molar mandibular com quatro canais preenchidos com guta-percha condensada lateralmente e selante antissético de canais radiculares Kerr.
O cimento é visto num canal lateral na superfície mesial da raiz distal, um local menos frequente
(Cortesia *de Weine's endodontic therapy, 6th* edition)

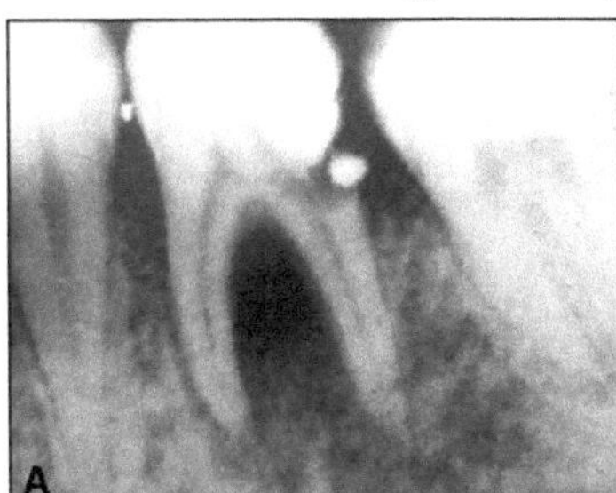


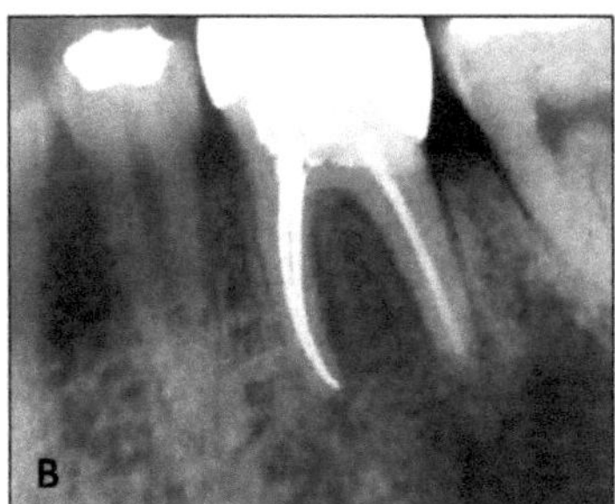


Fig. 14: A, Primeiro molar inferior com um processo inflamatório grave na furca, embora se notasse uma

destruição apical mínima. O dente era extremamente móvel.

B, Seis meses após o tratamento endodôntico, a área está cicatrizada. O assoalho pulpar da câmara foi compactado, mas nenhum canal de furca foi captado com o selante.

*(Cortesia deWeines endodontic therapy* $6^{th}$ edition)

Uma alta percentagem de molares decíduos humanos tem canais auxiliares na área da furca. Isso explica o achado frequente de radiolucências de furca observadas em dentes decíduos cujas polpas se tornaram necróticas ou onde foram realizados procedimentos de capeamento pulpar ou pulpotomia sem sucesso. Esses dentes apresentam os sintomas clínicos clássicos do problema endodôntico-periodontal de Classe I.

Moss et al. relataram que os canais auxiliares foram encontrados na área de furca de 29% dos molares primários estudados. Os molares humanos também podem ter canais auxiliares nessa área, mas provavelmente em menor extensão. O local mais comum nos molares inferiores permanentes é a superfície distal da raiz mesial do primeiro molar (Fig. 13, B, D e F) e, em muito menor grau, a superfície mesial da raiz distal do primeiro molar (Fig. 13, G e H ). Muito raro é um canal auxiliar que se estende do assoalho da câmara em direção à área de furca verticalmente até a crista do osso em molares inferiores.

Diante desses fatos, fica clara a lesão endodôntico-periodontal de Classe I em molares, que tanta confusão e incompreensão tem causado à população odontológica. O aspeto radiográfico da furca resulta de uma radiolucidez pericanicular de um canal auxiliar da região ou resulta de produtos inflamatórios que se estendem pelo assoalho pulpar. A lesão sugere uma inflamação de grande intensidade devido à espessura do osso e à presença normal de espaços medulares, que são susceptíveis de invasão nessa área. A área periapical pode parecer normal radiograficamente porque a inflamação ainda não se estendeu através do dente para essa região e/ou porque uma maior espessura de osso está presente para mascarar a destruição. Após a terapia endodôntica, com os produtos tóxicos removidos do espaço do canal pulpar, o potencial dinâmico de cicatrização do osso faz com que a situação volte ao normal. A velocidade da alteração radiográfica está relacionada, da mesma forma, à fina espessura óssea da furca, que permite a rápida visualização do processo de cicatrização.

Outros tipos de problemas endodônticos-periodontais de classe I

Ocasionalmente, uma radiografia de retorno mostrará uma radiolucência numa superfície lateral ou na furca do dente tratado, onde nenhum defeito estava presente no pré-operatório. Esta lesão tem as mesmas caraterísticas que a típica lesão endodôntico-periodontal de Classe I, exceto que os canais radiculares são preenchidos, geralmente de forma adequada. Aqueles que não concordam com a etiologia pulpar sugerida para as lesões de Classe I apontam para os casos desse tipo em repúdio. Longe de derrubar a teoria, esses casos servem apenas para reforçá-la, ilustrando outra situação em que os tecidos periodontais são afetados negativamente pela polpa.

O registo da condição pré-operatória desses dentes deve ser consultado. Invariavelmente, o diagnóstico nessa altura era algum tipo de pulpite, indicando que a maior parte do canal radicular estava preenchido com tecido vital. Através da ampliação do canal e da irrigação frequente com hipoclorito, a polpa inflamada foi removida do canal propriamente dito e foi colocada uma obturação densa no canal radicular. No entanto, o tecido inflamado pode ter permanecido em quaisquer canais auxiliares presentes, relativamente não afectados pela instrumentação e irrigação.

Após a obturação do canal, o tecido inflamado remanescente sofre necrose e provoca a degradação das estruturas periodontais circundantes. Este tipo de falha é análogo à obturação do canal radicular que não veda um ápice insuficientemente desbridado e permite o desenvolvimento de uma radiolucência periapical devido à degradação do tecido remanescente no interior do canal. O tipo de falha descrito pode ser tratado com sucesso se o material de preenchimento do canal adjacente à radiolucência puder ser removido, com clorofórmio usado para dissolver a guta-percha ou uma ponta de prata removida com um alicate ou lima. O canal é preparado de novo, alargado num mínimo de dois tamanhos e, em seguida, é novamente preenchido numa consulta posterior através de qualquer um dos métodos anteriormente descritos nos capítulos sobre a obturação do canal. Como a condensação intensa é mais desejável quando se prevê a existência de um canal auxiliar, a utilização de guta-percha com condensação lateral ou vertical quente parece ser a técnica de eleição. A radiografia pós-operatória mostrará geralmente o selante a sair do canal em direção à radiolucência (Fig. 15).

Da mesma forma, sempre que possível, os pilares devem atingir a profundidade do preparo para entrar em contacto com o material de preenchimento do canal na porção apical. Desta forma, o metal e o cimento servirão para fechar a área às bactérias, que podem comunicar com o periodonto.

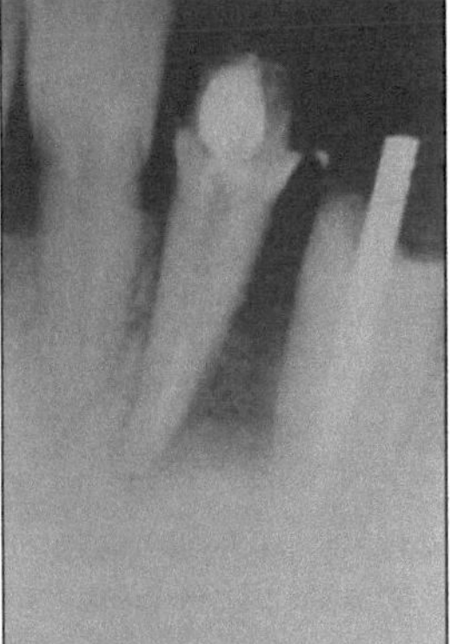

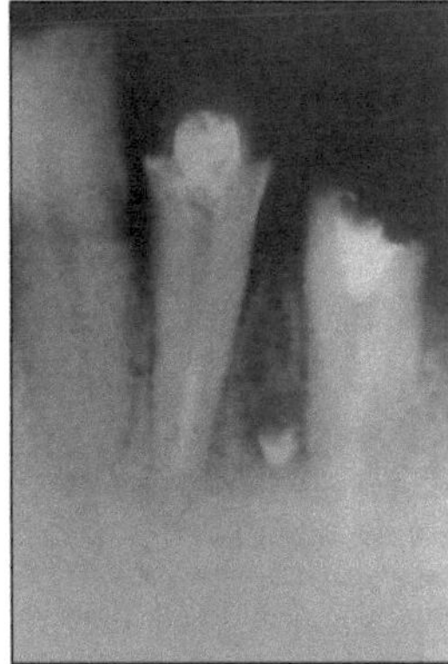

Fig. 15: Após a obturação, observou-se o preenchimento do canal lateral, indo exatamente até à área de inflamação.
*(Cortesia de Whine's endodontic therapy 6*[th] edition)

## EFEITO DOS TECIDOS PERIODONTAIS NA POLPA DENTÁRIA

O efeito da inflamação periodontal na polpa é controverso e abundam estudos contraditórios. [28,79, 80] Foi sugerido que a doença periodontal não tem qualquer efeito na polpa antes de envolver o ápice.[80] Por outro lado, vários estudos sugeriram que o efeito da doença periodontal na polpa é de natureza degenerativa, incluindo um aumento de calcificações, fibrose e reabsorção de colagénio, para além das sequelas inflamatórias diretas. Parece que a polpa geralmente não é severamente afetada pela doença periodontal até que a rutura do tecido periodontal tenha aberto um canal acessório para o ambiente oral[4].

A formação de placa bacteriana nas superfícies radiculares após doença periodontal tem o potencial de induzir alterações patológicas na polpa ao longo das mesmas vias que uma infeção endodôntica pode afetar o periodonto na direção oposta.[1]

Foram observadas alterações inflamatórias, bem como necrose localizada do tecido pulpar adjacente aos canais laterais em dentes expostos por doença periodontal. Tem sido relatado que as polpas de dentes com doença periodontal de longa duração desenvolvem fibrose e várias formas de mineralização. A camada de cemento intacta é importante para a proteção da polpa dos elementos nocivos produzidos pela microbiota da placa bacteriana.

Aparentemente, desde que o suprimento sanguíneo através do forame apical permaneça intacto, a polpa é capaz de resistir aos elementos nocivos libertados pela doença periodontal.

Exposição ou Irritação através de Canais Auxiliares

À medida que a doença periodontal se estende do sulco gengival em direção ao ápice, os produtos inflamatórios atacam os elementos do ligamento periodontal e o osso alveolar circundante. Se o dente atacado tiver um canal auxiliar que é irritado por esses elementos inflamatórios, pode ocorrer inflamação pulpar. Mais certamente, ocorrerão danos pulpares se os canais auxiliares forem efetivamente expostos ao ambiente oral, como resultado da perda de camuflagem periodontal devido à profundidade extensa da bolsa. Este tipo de exposição é tão grave como a causada por cáries extensas (Fig. 16). De facto, como o diagnóstico de uma exposição cariosa é bastante óbvio numa radiografia, enquanto que este tipo de exposição é mais difícil de reconhecer, pode desenvolver-se um problema clínico frustrante. O dente envolvido pode estar livre de cáries ou de restaurações, enquanto a bolsa pode ser tortuosa e difícil de localizar com uma sonda de bolsa. No entanto, os sintomas de uma pulpite típica podem ser uma sensibilidade inconfundível à mudança de temperatura e à percussão, em particular. Só através de um exame meticuloso é que se descobre a verdade. Normalmente, o paciente é capaz de identificar o dente envolvido, e o arranhar da superfície da raiz com um explorador evoca uma resposta severa à polpa já inflamada. Se o canal auxiliar existir numa junção suficientemente próxima do sulco gengival, pode mesmo ser localizado diretamente por sondagem. Se houver suporte periodontal suficiente, o dente pode responder favoravelmente à terapia endodôntica e periodontal e ser classificado como um caso de Classe II. Se o dente não tiver suporte periodontal suficiente, está indicada uma extração ou uma amputação da raiz se se tratar de um dente multirradicular e se houver uma situação favorável para reter o resto do dente.

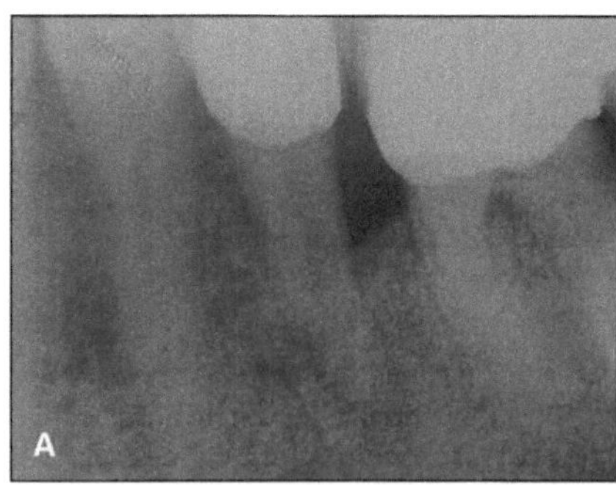

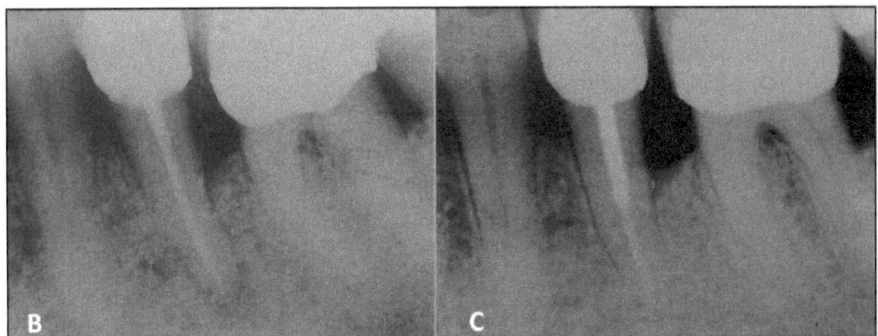


Fig. 16: Exposição através de um canal lateral

A. Radiografia pré-operatória da área do bicúspide mandibular indicando que o segundo bicúspide foi restaurado com uma coroa de porcelana fundida a metal, era bastante móvel e tinha uma lesão periapical e uma bolsa diagonal profunda na distal. Como o paciente apresentava outros sítios de doença periodontal avançada, o sucesso do tratamento endodôntico não parecia muito favorável.
B. No entanto, o tratamento foi instituído. O dente ficou significativamente mais apertado e a bolsa diminuiu em distância de sondagem após a consulta de preparação do canal. Este filme foi tirado após a obturação do canal com guta-percha condensada lateralmente e pasta de Wach, indicando um canal lateral na distal da raiz média, exatamente no local da bolsa diagonal.
C. Um ano depois, o dente está firme, a lesão periapical cicatrizou e a bolsa sonda apenas o local do selante no canal lateral. Parece que a polpa ficou exposta quando a doença periodontal atingiu o canal lateral.

*(Cortesia deWeine's endodontic therapy 6*$^{th}$ edition)

O potencial de irritação com um canal auxiliar pode ir na direção oposta. Se a polpa se tornar necrótica num dente com um canal lateral significativo no terço cervical da raiz, pode ocorrer uma lesão aparentemente periodontal.

A terapia periodontal será ineficaz, porque esta é novamente uma condição do tipo Classe I. Se a terapia endodôntica for realizada corretamente, o prognóstico é bom, e o exame da película pós-obturação provavelmente revelará o selante no canal auxiliar (Fig. 17).

Nem sempre é visível nas radiografias pós-obturação que o selante foi expresso através de canais auxiliares.

Em estudos, como os de DeDeus, o número de canais laterais mostrados, mesmo nos casos mais extremos, é ainda menor do que aqueles que foram encontrados presentes no exame de dentes extraídos. No entanto, mesmo nesses dentes, as películas tiradas vários anos após a conclusão indicam uma cicatrização perfeita de cicatrização periapical significativa na ausência de canais laterais demonstrados.

As explicações possíveis para este fenómeno são duas:

(1) Quaisquer canais laterais presentes foram fechados com limalhas dentárias que selam efetivamente o espaço entre os tecidos periapicais e o espaço do canal pulpar, ou

(2) Os canais laterais foram preenchidos, mas o selante não é suficientemente radio-opaco ou é tão fino que a sua presença não é visível nas radiografias.

A cicatrização destes casos, verificada por vários anos de radiografias pós-operatórias, foi amplamente demonstrada (Fig. 18).

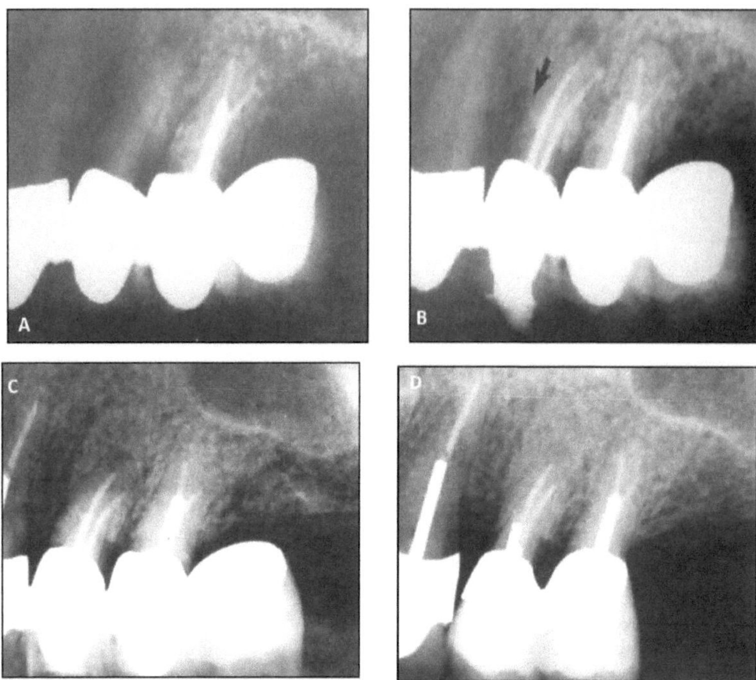


Fig. 17:

A. Vista pré-operatória do primeiro pré-molar do maxilar, encaminhado para tratamento endodôntico devido a uma lesão periapical. Uma bolsa de 6 mm podia ser sondada na mesial e parecia ser de origem periodontal.
B. Quando a paciente regressou para a sua segunda consulta, a bolsa não pôde ser sondada. Os canais foram preenchidos com guta-percha condensada lateralmente e com o selante antissético para canais radiculares Kerr. Esta película pós-obturação imediata indica que o selante foi extrudido através do canal auxiliar (seta) em direção a uma única lesão lateral.
C. Três anos depois, toda a área tem um excelente aspeto.
D. Onze anos após o tratamento original, a área manteve o aspeto normal e não é possível sondar. A mecha de selante ainda é visível apenas apical e mesialmente ao pilar à esquerda. O paciente tem atualmente 84 anos de idade.

*(Cortesia deWeine's endodontic* therapy, $6^{th}$ edition)

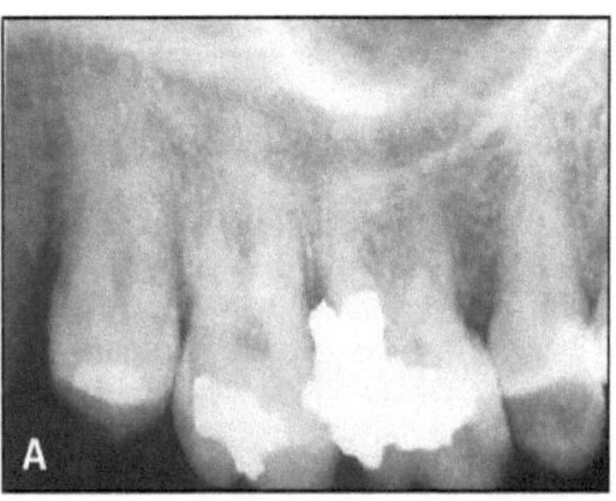


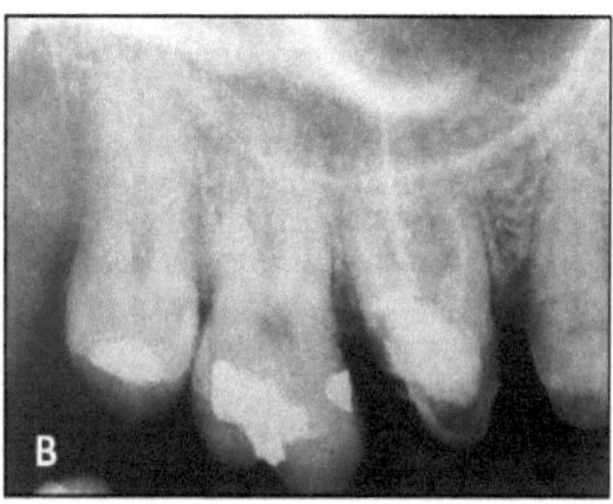

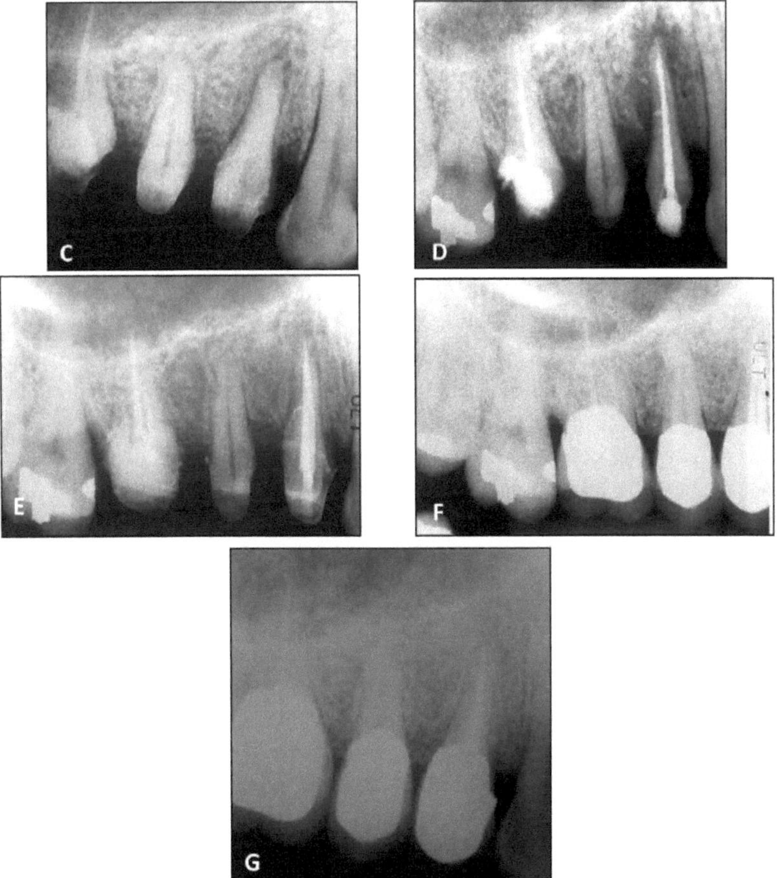


(Fig. 18: Para a legenda, ver página seguinte)

A. Filme pré-operatório da área posterior direita do maxilar, indicando amálgama compactada no espaço do canal pulpar e nos tecidos periodontais do primeiro molar. A bolsa distal de 7 mm foi sondada e o dente tinha mobilidade 1+. Havia alguma preocupação com a possibilidade de ser necessário tratamento endodôntico também nos dois bicúspides.

B. Toda a restauração antiga foi removida e a terapia endodôntica iniciada, os canais foram preenchidos com condensação lateral de guta-percha e pasta de Wach. Foi feita uma tala fixa temporária para o molar tratado e para os dois bicúspides, mas decidiu-se adiar a restauração final por 3 meses para monitorizar a condição dos bicúspides.

C. Três meses depois, quando a tala foi removida, o primeiro pré-molar estava bastante móvel, muito dolorido ao movimento, e uma radiolucência foi notada ao redor de toda a porção distal e da porção mesioapical da raiz. O segundo pré-molar e o molar estavam agora apertados e assintomáticos.

D. O tratamento endodôntico foi iniciado no primeiro bicúspide. Após a consulta para a preparação do canal, quando o paciente regressou 2 semanas mais tarde, o dente estava firme e confortável. Por conseguinte, os canais foram preenchidos com guta-percha condensada lateralmente e pasta de Wach. A radiolucência está agora completamente perirradicular, mas apenas um pequeno canal lateral foi indicado pelo selante para a distal.

E. Seis meses depois, a lesão cicatrizou bem no bicúspide e os três dentes estão firmes e confortáveis
F. e G, Películas tiradas nove anos após o tratamento, com restaurações unitárias para os três dentes (sem splinting). Todos os três estão firmes, confortáveis e sem sintomas.

*(Cortesia deWeine's endodontic* therapy, 6th edition)

Canais de Furca

A via de destruição pulpar por meio dos canais de furca é idêntica à encontrada em qualquer tipo de canal auxiliar. Em muitos casos, ocorrerão os sintomas clínicos clássicos de exposição pulpar. Para além disso, alguns procedimentos envolvidos na terapia periodontal, tais como o uso de rampas ou a utilização de limpadores de cachimbo como desbridadores, podem irritar ainda mais qualquer inflamação incipiente ou mesmo cortar os vasos sanguíneos que comunicam da polpa com o ligamento periodontal. Se um paciente com uma área de furca aberta ou fechada apresentar os sintomas clássicos de uma pulpite, apesar da ausência de cárie ou restauração extensa, deve ser considerado um procedimento endodôntico até que seja descoberta outra alternativa lógica.

BlomlÖf et al. criaram defeitos nas superfícies radiculares de dentes de macaco extraídos intencionalmente com ápices abertos ou maduros.[10] Os canais foram infectados ou preenchidos com hidróxido de cálcio e recolocados nos seus alvéolos. Após 20 semanas, foi encontrado um crescimento epitelial marginal na superfície dentinária desnudada dos dentes infectados.

Jansson et al. avaliaram o efeito de agentes patogénicos endodônticos na cicatrização de feridas periodontais marginais de superfícies dentinárias desnudadas rodeadas por ligamento periodontal saudável.[8] Os seus resultados mostraram que, em dentes infectados, os defeitos eram cobertos por mais 20% de epitélio, enquanto os dentes não infectados mostravam apenas mais 10% de cobertura de tecido conjuntivo. Concluíram que os agentes patogénicos nos canais radiculares necróticos podem estimular o crescimento epitelial ao longo das superfícies de dentina desnudada com comunicação marginal e, assim, aumentar a doença periodontal. Os mesmos investigadores, num estudo radiográfico retrospetivo de 3 anos, avaliaram 175 dentes de raiz única tratados endodonticamente de 133 pacientes.[81] Os pacientes que eram mais propensos à periodontite e exibiam evidências de falhas no tratamento endodôntico mostraram um aumento de aproximadamente três vezes na perda óssea marginal em comparação com pacientes sem infeção endodôntica. Além disso, também foram investigados os efeitos da infeção endodôntica na profundidade de sondagem periodontal e a presença de envolvimento de furca em molares inferiores.[82] Verificou-se que a infeção endodôntica em molares inferiores estava associada a uma maior perda de inserção na furca. Estes autores sugeriram que a infeção endodôntica em molares associada à doença periodontal poderia aumentar a progressão da periodontite através da disseminação de agentes patogénicos através dos canais acessórios e túbulos dentinários. Em contraste com estes resultados, Miyashita et al. não observaram uma correlação entre um suporte ósseo marginal reduzido e o estado endodôntico.

Polpa vital mas não normal

Não há dúvida de que o despolpador elétrico é um importante instrumento de diagnóstico, e a sua utilização numa avaliação endodôntica é inestimável. No entanto, quando se utiliza o verificador de polpa, devem ser sempre consideradas certas limitações dos instrumentos antes de se tomar uma decisão final ou um plano de tratamento.

A obtenção de uma resposta de um dente com um aparelho elétrico de teste da polpa indica apenas que algum tecido nervoso vital está provavelmente presente no espaço do canal pulpar. Não deve ser considerada uma afirmação mais forte do que isso, porque alguns dentes sem tecido pulpar vital, mas apenas com material gasoso, como num abcesso periapical, deram respostas positivas.

Aqueles que acreditam que os testes pulpares têm uma precisão considerável na revelação da condição do tecido pulpar recomendam a comparação do grau de corrente necessário para obter estimulação com o grau necessário para estimular o dente contralateral em conformidade. Se for necessária menos corrente, está presente uma condição hiperémica; se for necessária mais corrente, é indicada uma condição degenerativa; diz-se que requisitos de corrente iguais sugerem normalidade. Existem falhas óbvias nesta teoria. O próprio dente contralateral pode ter tecido degenerado, esclerose dentinária considerável, uma coroa ou outra condição que impeça ou distorça qualquer comparação. Um dente multirradicular pode produzir uma resposta de um canal vital mesmo quando outros canais estão necrosados.

Para esclarecer melhor esta questão, foi feito um esforço por Toto et al. para determinar a fiabilidade do teste de polpa eléctrica na avaliação da condição pulpar de dentes periodontalmente envolvidos.[5] Foram selecionados mais de 200 dentes que necessitavam de tratamento endodôntico, todos eles responderam positivamente, dentro dos limites normais, ao teste de polpa quando comparados com um dente contralateral. As polpas desses dentes foram extirpadas na primeira consulta com uma broca farpada e estudadas histologicamente. Aproximadamente metade das polpas examinadas apresentavam vários graus de inflamação pulpar, incluindo pulpite crónica, pulpite aguda e necrose (Fig. 19). Devido a estes factos e porque a doença periodontal pode resultar em doença pulpar, pode ser possível que um dente de aparência relativamente normal tenha uma pulpite verdadeira. Uma vez que a doença pulpar também pode causar doença periodontal, um problema pulpar não tratado pode impedir a cicatrização periodontal óptima após uma terapia aparentemente correta.

Com base nestes factos, Kramer e outros fizeram as seguintes sugestões relevantes para o início da terapia endodôntica em dentes periodontalmente envolvidos.

1. Se o que parece ser um problema periodontal existir, efetuar uma terapia periodontal.
2. Se a lesão não cicatrizar até um nível desejável apesar da terapia correta, considere a possível presença de um problema pulpar.
3. Se estiver presente um grau considerável de perda óssea ou se for provável uma doença pulpar, tal como evidenciado por uma restauração extremamente profunda, capeamento pulpar, pulpotomia ou lesão periapical vaga, efetuar uma terapia endodôntica

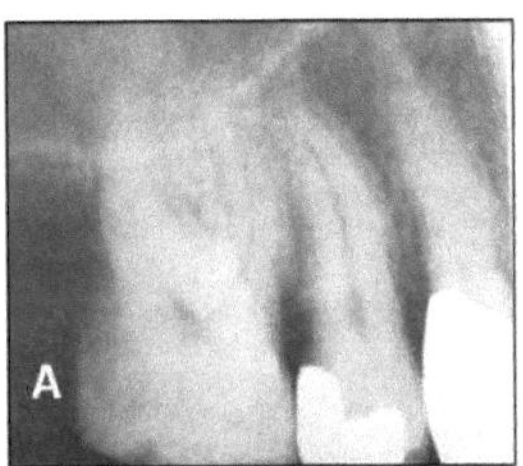


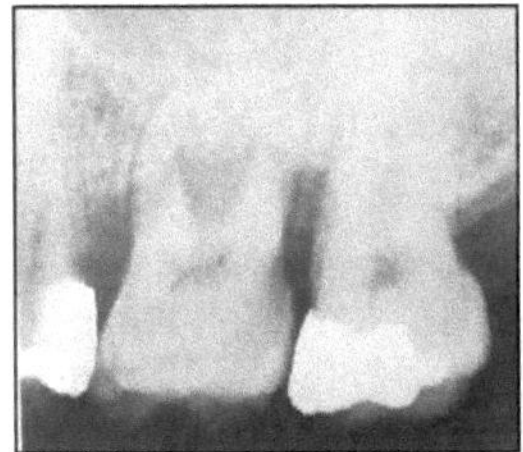

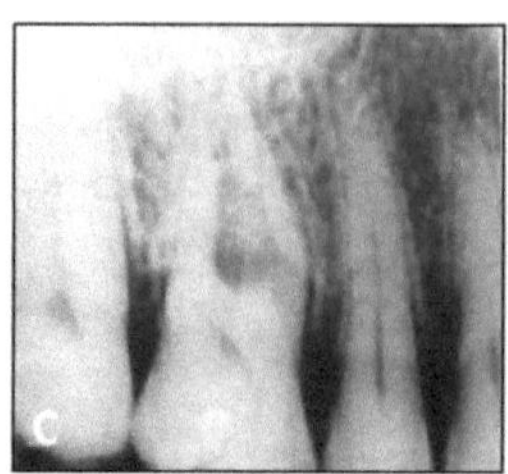

Fig. 19: Três molares superiores, todos com doença periodontal avançada, mas que respondem ao teste da polpa eléctrica, e todos sem cáries.
A e B, Sem restauração. C, Restaurações periféricas mínimas.
Biópsias de polpas de canais palatinos indicaram destruição maciça A com pulpite crónica avançada, B com fibrose calcificada e C com necrose
O agente causador da doença pulpar avançada só pode ter sido a doença periodontal. *(Cortesia de Weine's endodontic therapy, 6*$^{th}$ edition)

Efeito da terapia periodontal na polpa

Uma vez determinado que a doença periodontal está presente, é necessário algum tipo de terapia. Entre os instrumentos utilizados para remover depósitos das superfícies dentárias encontram-se os ultra-sons, vibradores, raspadores e curetas. Stanley afirmou que se existirem apenas 2 mm de espessura de dentina remanescente entre a polpa e um estímulo irritante, há poucas hipóteses de ocorrerem danos na polpa. No entanto, em alguns casos, a configuração do dente, juntamente com a remoção de uma porção da barreira protetora, como por exemplo, através da preparação da coroa ou da curetagem do cemento e da dentina necróticos, pode fazer com que os irritantes pulpares fiquem bem dentro do limite de 2 mm. Locais comuns dessa intrusão são as superfícies proximais das raízes dos dentes anteriores mandibulares, que normalmente são finas mesiodistalmente, e as áreas de furca e vestibular das raízes dos molares superiores e inferiores. Procedimentos periodontais frequentes e de longa duração podem certamente causar danos na polpa desta forma. Certos medicamentos que têm sido defendidos para a cauterização química de tecidos gengivais inflamados, como as soluções que contêm formalina, podem causar danos graves quando entram em contacto com o tecido pulpar.

Bender e Seltzer relataram que os dentes com doença periodontal e restaurações extensas revelam um grau maior e exemplos mais frequentes de inflamação pulpar do que aqueles com qualquer uma das condições isoladamente. Se os dentes com algum grau de inflamação pulpar forem ainda mais insultados pelos efeitos irritantes de alguns aspectos da terapia periodontal, pode resultar numa condição irreversível.

Durante o curso da terapia periodontal, convém que o dentista esteja atento aos sinais reveladores de inflamação pulpar e tome todas as medidas necessárias para evitar danos na polpa, sempre que possível. Essas precauções devem incluir o seguinte.

1. Evitar a utilização de produtos químicos irritantes quando o contacto com as superfícies das raízes é inevitável.
2. Minimizar a utilização de instrumentos de destartarização ultra-sónicos e rotativos quando existe uma forte possibilidade de restarem menos de 2 mm de espessura de

dentina, particularmente após a remoção de uma profundidade considerável de cemento e dentina necróticos.

3. Permitir que as irritações pulpares menores diminuam antes de empregar outros procedimentos, que podem causar mais danos.
4. Reconhecer a necessidade de uma terapia endodôntica e instituí-la quando se verifica uma condição irreversível.

Nenhuma destas precauções deve ser mal interpretada para implicar que certos aspectos da terapia periodontal devem ser realizados superficialmente. Os depósitos de cálculo e detritos, a dentina e o cemento necróticos e as áreas com fraco potencial de fixação devem ser removidos. O apelo aqui é considerar as possibilidades de inflamação pulpar ao realizar a terapia necessária e tomar as medidas adequadas para minimizar a reação. Tal como um dentista restaurador deve considerar a polpa no seu interior quando prepara a parte coronal de um dente para uma coroa ou outra restauração, também o dentista que efectua a terapia periodontal deve considerar a polpa quando altera a forma da raiz.

# CAPÍTULO 7

## PROCEDIMENTOS DE DIAGNÓSTICO CLÍNICO

O diagnóstico de lesões periodontais associadas a doenças pulpares pode ser relativamente simples se o paciente tiver sido monitorizado durante um período de tempo e se existirem registos (por exemplo, radiografias). O diagnóstico torna-se mais difícil quando não se dispõe de uma história completa.[83]

Uma área periapical em crescimento com formação secundária de uma bolsa periodontal profunda pode ser semelhante, em termos clínicos e radiográficos, a uma lesão periodontal de longa data que progrediu para o ápice da raiz.[84] A imagem radiográfica da reabsorção óssea, incluindo as regiões apical e furcal ou marginal, pode confundir em vez de ajudar no diagnóstico. No entanto, se as radiografias realizadas durante a progressão da reabsorção óssea revelarem que esta se estende desde o ápice até à crista, a região apical pode ser identificada positivamente como a origem da infeção. Em geral, é mais fácil determinar a origem da lesão quando se obtém um teste de polpa vital, porque os resultados do teste geralmente excluem uma etiologia endodôntica.

No entanto, os testes pulpares podem nem sempre ser fiáveis. Esta consideração é particularmente relevante quando os desafios ao estado pulpar surgem de doenças periodontais.[(85)] A necrose parcial de uma polpa, especialmente num dente multirradicular, pode ser um resultado. Isto pode permitir respostas positivas ao teste pulpar sugerindo vitalidade, apesar da existência de uma lesão combinada. Foi sugerido que, quando existe dúvida sobre o estado da polpa, pode ser feita uma cavidade de teste.[84] No entanto, isso pode nem sempre fornecer uma determinação mais exacta do estado pulpar, uma vez que ocorreu necrose pulpar parcial.

Um dente não vital ou tratado endodonticamente associado a uma lesão combinada apresenta um maior problema de diagnóstico.[84,86] Nessa situação, a necrose pulpar está frequentemente associada ao envolvimento inflamatório do tecido periodontal. A localização dessas lesões pulpares é mais frequentemente no ápice do dente, mas também podem ocorrer em qualquer local onde os canais laterais e furca saem para o periodonto.

Os dentes são examinados para detetar anomalias como cáries, restaurações defeituosas, erosões, abrasões, fissuras, fracturas e descolorações. Um dente permanente descolorido pode frequentemente estar associado a uma polpa necrótica. Uma "mancha rosa" detectada na coroa do dente pode indicar um processo de reabsorção interna ativo. Um diagnóstico conclusivo de doença pulpar não pode ser obtido apenas com um exame visual. Por isso, deve ser sempre acompanhado de testes adicionais. O exame visual é dramaticamente melhorado pela utilização de uma ampliação e iluminação melhoradas.

O teste de vitalidade deve ser efectuado nos dentes relevantes, bem como o exame radiográfico, prestando especial atenção à forma, localização e extensão de qualquer lesão, envolvimento da crista e da furca e sinais de fratura ou perfuração.[88] O diagnóstico da doença endodôntica primária e da doença periodontal primária geralmente não apresenta dificuldades clínicas. Na doença endodôntica primária, a polpa está infetada e não é vital. Por outro lado, num dente com doença periodontal primária, a polpa é vital e reage aos testes.

A) História de dor do doente[1]

- A dor de origem endodôntica é geralmente de início agudo e grave. Pode ocorrer espontaneamente durante as fases iniciais da inflamação pulpar, quando a localização é deficiente e a dor pode ser referida a outros locais. A dor intensifica-se e localiza-se quando a inflamação se espalha para as estruturas periodontais e ósseas circundantes.
- A dor de origem periodontal é crónica e normalmente ligeira ou moderada, respondendo a analgésicos ligeiros. Se ocorrer uma erupção aguda, criando um abcesso periodontal, a dor pode ser grave; que regride frequentemente após a drenagem.
- As infecções combinadas polpa-periodontais geralmente apresentam dor mínima. Ocorre uma perda suficiente de tecido periodontal para abrir caminho de drenagem através do sulco gengival, minimizando assim a pressão e a dor.

B) Exame clínico[89]

Deve ser efectuado um exame visual minucioso dos lábios, bochechas, mucosa oral, língua, palato e músculos. A mucosa alveolar e a gengiva anexa são examinadas para detetar a presença de inflamação, ulcerações ou tractos sinusais. Frequentemente, a presença de um trato sinusal está associada a uma polpa necrótica.

- Inchaço[1]

O inchaço causado pela infeção endodôntica ocorre frequentemente na prega mucobucal ou espalha-se para os planos faciais. As ligações musculares e o comprimento da raiz determinam a via de drenagem.

O inchaço associado à infeção periodontal encontra-se carateristicamente na gengiva aderente e raramente se estende para além da linha mucogengival e, na maior parte das vezes, não há inchaço facial envolvido.

- Palpação

A palpação é efectuada através da aplicação de uma pressão digital firme na mucosa que cobre as raízes e os ápices. Com o dedo indicador, a mucosa é pressionada contra o osso cortical subjacente. Isto permite detetar a presença de anomalias perirradiculares ou zonas "quentes" que produzem uma resposta dolorosa à pressão digital[90].

- Percussão

Embora este teste não revele a condição da polpa, indica a presença de uma inflamação perirradicular. Uma resposta positiva anormal indica uma inflamação do ligamento periodontal que pode ser de origem pulpar ou periodontal. A sensibilidade das fibras proprioceptivas num ligamento periodontal inflamado ajudará a identificar a localização da dor. Este teste deve ser efectuado com cuidado, especialmente em dentes muito sensíveis.

- Sondagem periodontal

Lesões agudas ou "blow-out" - Quando um doente apresenta uma tumefação localizada que envolve o sulco gengival, pode ser difícil determinar se a tumefação se deve a um abcesso periodontal ou a um abcesso de origem endodôntica.[91] A tumefação encontra-se normalmente na face vestibular do dente, mas pode ocasionalmente estar na face lingual. À medida que o sulco é sondado, geralmente há uma profundidade de sulco normal em todo o dente até a área da tumefação ser sondada. No bordo da tumefação, a sonda desce significativamente para um nível próximo do ápice do dente e a profundidade de sondagem mantém-se a toda a largura da tumefação. No bordo oposto da tumefação, a sondagem está novamente dentro dos limites normais.

A largura da gengiva descolada pode ser tão larga quanto toda a superfície vestibular ou lingual do dente. Esse inchaço pode ser caracterizado como tendo "estourado" toda a inserção no lado em questão. O tratamento endodôntico é o único indicado. Como resultado do tratamento endodôntico do inchaço, a reinserção periodontal completa ocorre dentro de 1 semana na maioria dos casos.

- Mobilidade

Se presente em torno de um dente isolado, a fonte deve ser considerada como tendo uma etiologia endodôntica. O sinal mais significativo de que existe um problema endodôntico e não um problema periodontal é o facto de o doente não ter qualquer doença periodontal ou ter uma doença periodontal mínima noutras áreas da boca. Devido à natureza da doença, é raro encontrar uma lesão periodontal grave envolvendo apenas um dente isolado, com todas as outras áreas relativamente normais.

A mobilidade dentária é diretamente proporcional à integridade do aparelho de inserção ou à extensão da inflamação no ligamento periodontal.[92] A hipermobilidade é bastante comum em casos de envolvimento endodôntico primário e não deve ser confundida com a verdadeira mobilidade causada pela destruição periodontal. Nos casos de patologia endodôntica primária, a mobilidade resolve-se dentro de uma semana após o início da terapia endodôntica.

- Rastreio de fístulas

A presença de um trato sinusal permite frequentemente o diagnóstico do problema (Fig. 20). Uma radiografia feita com uma ponta de guta percha ou um fio fino enfiado no orifício da fístula revela a fonte; quando o traçado vai até o ápice, a fístula é de origem endodôntica. Quando a fístula traçada vai para a raiz média, furca ou qualquer outra porção do dente, é diagnosticado um problema de canal lateral ou periodontal.

Endodontia de trato único estreito.

Periodontal Perda óssea progressiva da margem para o ápice. Cria perda do ligamento periodontal e permite a sondagem até ao ápice.

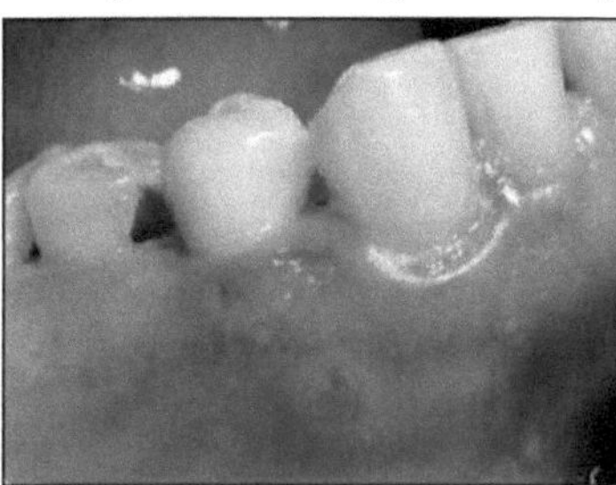

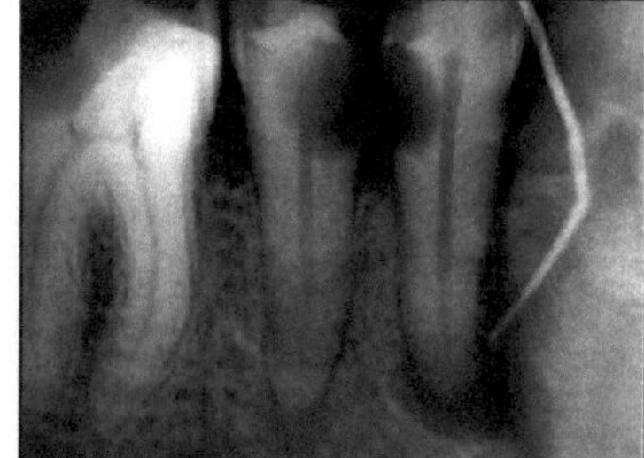

**Fig. 20**

Vista clínica de um seio de drenagem em O traçado do seio com cone de guta-percha em relação a 44 e 45 mostra a origem do seio no ápice de 44

*(Cortesia de Shenoy et al. Lesões endo-perio: Diagnóstico e considerações clínicas. Indian J Dent Res 2010;21:579-85)*

C) Teste de vitalidade[1]

- Teste de frio: A resposta normal da polpa saudável é imediata e desaparece quando o estímulo é removido. Se não houver resposta ou se a dor persistir após a remoção do estímulo, a polpa está necrosada ou irreversivelmente inflamada, e voltará a responder.
- Teste da polpa eléctrica: O teste é visto como uma resposta de sim ou não; há vitalidade ou não há vitalidade. Não indica o estado da polpa. Se não houver resposta, a polpa está necrosada e é necessária uma terapia de canal.
- Teste de calor: A resposta normal da polpa saudável é a dor que aumenta de intensidade até o estímulo ser removido. Quando o calor é removido, a dor desaparece imediatamente. A dor persistente indica uma polpa irreversivelmente inflamada. Quando a dor persiste após a remoção do calor de um dente periodontalmente afetado, deve suspeitar-se de pulpite.

D) Radiografias[89]

A interpretação de lesões periapicais ou laterais discretas e de lesões periodontais discretas é de importância clínica para sugerir a causa da lesão e os procedimentos de diagnóstico adequados a seguir para confirmar a causa. Muitas vezes, as fases iniciais da reabsorção óssea perirradicular de origem endodôntica estão confinadas apenas ao osso esponjoso. Por conseguinte, não pode ser detectada a menos que o osso cortical também esteja afetado. No entanto, quando há evidências radiográficas de que a perda óssea se estende desde o nível da crista óssea até o ápice do dente ou próximo a ele, a radiografia tem pouco valor na determinação da causa.

E) Diagnóstico retrospetivo[87]

A doença endodôntica primária com envolvimento periodontal secundário, a doença periodontal primária com envolvimento endodôntico secundário ou as verdadeiras doenças combinadas são clínica e radiograficamente muito semelhantes. Se uma lesão for diagnosticada e tratada como uma doença primariamente endodôntica devido à falta de evidência de periodontite marginal, e se houver cicatrização dos tecidos moles na sondagem clínica e cicatrização óssea numa radiografia de retorno, pode ser feito um diagnóstico retrospetivo válido.

# CAPÍTULO 8

## DIAGNÓSTICO DIFERENCIAL

A determinação da vitalidade pulpar é essencial para um diagnóstico diferencial e para a seleção de medidas primárias para o tratamento de lesões inflamatórias no periodonto marginal e apical (Fig. 21).

Restaurações profundas, traumatismo dentário, tratamento endodôntico, capeamento pulpar prévio e teste de vitalidade pulpar são factores a considerar quando se avalia a necessidade de tratamento endodôntico como parte da terapia periodontal global.[93]

A localização e extensão das bolsas, a profundidade de sondagem e as invasões de furca também são essenciais para o diagnóstico diferencial.[94]

Se a polpa reage clinicamente normal, mas uma bolsa periodontal pode ser localizada, então os tecidos periodontais devem ser suspeitos como a origem do processo inflamatório agudo ou crónico.

Por outro lado, quando a polpa é considerada não vital, o processo inflamatório que passa por um canal lateral ou pelo forame apical causará uma lesão de origem endodôntica. Quando a pulpite é clinicamente reconhecida num dente com doença periodontal pré-existente, a pulpite pode ser secundária à doença periodontal, particularmente na ausência de qualquer outra causa óbvia de pulpite. A presença de depósitos de cálculo subgengival e o grau e localização da inflamação são importantes para determinar a fonte primária da doença.

Quando são detectadas lesões localizadas graves ou angulares do periodonto, deve ser feito o diagnóstico diferencial entre origens pulpares e periodontais. Lesões periodontais localizadas severas são consequências periodontais bem documentadas de patologias pulpares.[95]

No entanto, a destruição do periodonto perto ou sobre a área apical de um dente não indica necessariamente que a lesão é de origem pulpar. Áreas grandes e difusas de destruição periapical radiograficamente evidente podem ocorrer sem comprometer a saúde dos tecidos pulpares.

Tais lesões podem ocorrer nas seguintes circunstâncias:

1) Extensão direta de uma lesão periodontal ativa.
2) Lesão do canal interproximal, geralmente observada na área do cúspide mandibular;
3) Lesões císticas derivadas de restos epiteliais de tecidos formadores de dentes;
4) Locais localizados de periodontite de progressão rápida; ou
5) Lesões localizadas de osteomielite envolvendo o periodonto.

| Differential Diagnosis Between Pulpal and Periodontal Disease | | |
|---|---|---|
| | **Pulpal** | **Periodontal** |
| **CLINICAL** | | |
| Etiology | Pulp infection | Periodontal infection |
| Vitality | Nonvital | Vital |
| Restorative | Deep or extensive | Not related |
| Plaque/calculus | Not related | Primary cause |
| Inflammation | Acute | Chronic |
| Pockets | Single, narrow | Multiple, wide coronally |
| pH value | Often acid | Usually alkaline |
| Trauma | Primary or secondary | Contributing factor |
| Microbial | Few | Complex |
| **RADIOGRAPHIC** | | |
| Pattern | Localized | Generalized |
| Bone loss | Wider apically | Wider coronally |
| Periapical | Radiolucent | Not often related |
| Vertical bone loss | No | Yes |
| **HISTOPATHOLOGY** | | |
| Junctional epithelium | No apical migration | Apical migration |
| Granulation tissues | Apical (minimal) | Coronal (larger) |
| Gingival | Normal | Some recession |
| **THERAPY** | | |
| Treatment | Root canal therapy | Periodontal treatment |

Fig. 21: Diagnóstico diferencial entre doença pulpar e periodontal (Cortesia *de Cohen s pathways of the pulp 10*[th] edition)

Durante o curso do tratamento, os clínicos são frequentemente confrontados com o dilema de avaliar com precisão a contribuição das lesões endodônticas e periodontais. Essas lesões podem ser muito distintas uma da outra e não apresentam nenhuma consideração terapêutica extraordinária. Noutras situações, não existe uma demarcação óbvia entre as duas lesões, que aparecem como uma só, tanto nas radiografias como clinicamente. No diagnóstico das lesões ósseas radiográficas, é preciso resistir à tentação de classificar tudo como "lesão combinada".

Fratura Vertical da Raiz[30]

As fracturas radiculares, especialmente as verticais, apresentam problemas particulares de diagnóstico (Fig. 22). Os sintomas e sinais associados às fracturas radiculares verticais apresentam um carácter variável e são frequentemente difíceis de distinguir dos associados a lesões periodontais e endodônticas. A fratura pode manifestar-se nas radiografias de várias formas diferentes. Pode ser qualquer coisa, desde nada detetável nas radiografias até uma área de rápida perda óssea vertical, dado que não há forma de prever quando é que um doente se pode apresentar para tratamento. É imperativo que o clínico efectue mais do que uma radiografia em diferentes ângulos, especialmente quando não surge um diagnóstico claro. Nestes casos, uma pequena alteração na angulação pode revelar uma fratura dentária ou o envolvimento da furca periodontal.

O diagnóstico de fracturas radiculares verticais é muitas vezes difícil porque a fratura não é normalmente detetável por inspeção clínica e exame radiográfico, a menos que haja uma separação clara dos fragmentos da raiz. Foram registadas lacerações do cemento ou descolamento do cemento de uma superfície radicular devido a trauma ou envelhecimento; a lesão resulta frequentemente em destruição periodontal e envolvimento endodôntico. Por vezes, o diagnóstico definitivo de fracturas radiculares verticais tem de ser confirmado através da exposição cirúrgica exploratória da raiz para exame visual direto. As fracturas radiculares verticais têm sido associadas a dentes obturados onde foram aplicadas forças laterais excessivas durante a compactação ou possivelmente com stress induzido pela colocação de um pilar em dentes obturados.

O levantamento clínico de dentes fracturados também revela que as fracturas são mais comuns em dentes com restaurações extensas, em pacientes mais velhos e em dentes posteriores mandibulares.

As fracturas radiculares verticais que envolvem o sulco gengival e a área da bolsa periodontal têm, normalmente, um prognóstico sem esperança devido à contínua invasão bacteriana do espaço da fratura a partir do ambiente oral. Os dentes de raiz única são geralmente extraídos. Nos dentes multirradiculares, uma alternativa de tratamento é a hemisecção ou a ressecção da raiz fracturada.

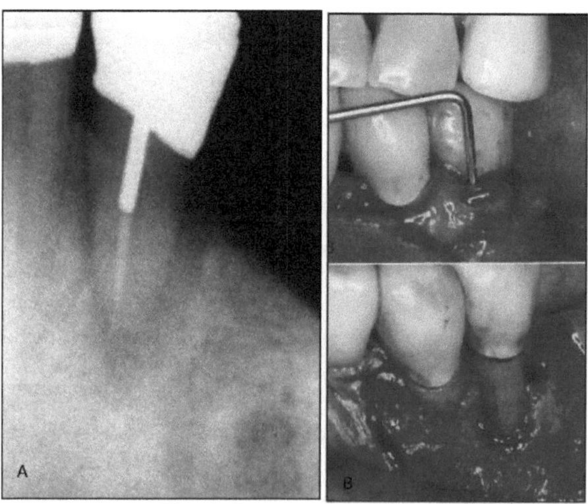

Fig. 22: Fratura vertical da raiz.

A. A radiografia revelou uma PDL alargada com radiolucência em forma de J à volta do ápice

B. Profundidade de sondagem superior a 12 mm
C. A cirurgia exploratória confirmou a fratura vertical da raiz

*(Cortesia de Cohen's pathways of the pulp, JO*th edition)

## Quistos Periodontais Laterais[30]

A apresentação clínica de um quisto periodontal lateral é frequentemente sem sintomas. Pode apresentar-se como uma tumefação gengival no aspeto facial que pode ter dor e sensibilidade à palpação. As caraterísticas radiográficas são uma área radiolúcida redonda ou ovoide bem circunscrita que geralmente tem uma margem esclerótica. A maioria dos quistos periodontais laterais tem menos de 1 cm de diâmetro e situa-se algures entre o ápice e a margem cervical de um dente (Fig. 23). Três possíveis etiologias são relatadas na literatura: (1) epitélio reduzido do esmalte, (2) remanescentes da lâmina dentária, ou (3) restos celulares de Malassez. A avaliação histológica revela que esses cistos são revestidos por epitélio que se assemelha muito ao revestimento do epitélio reduzido do esmalte.

A lesão ocorre predominantemente na quinta a sétima décadas de vida, com predileção pelo sexo masculino. A lesão é geralmente de crescimento lento.

O tratamento consiste numa excisão cuidadosa para ajudar a prevenir a recorrência. A localização mais comum é a área cúspide-bicúspide mandibular, embora numerosos casos tenham sido relatados na maxila anterior. Os investigadores relataram ter encontrado variedades unicísticas e multicísticas (incluindo botrioide). Verificaram que os quistos periodontais laterais eram revestidos predominantemente ou exclusivamente por esmalte fino e reduzido, tecido semelhante a epitélio que continha muitas células claras e espessamentos epiteliais referidos como placas.

O glicogénio estava presente no epitélio de dois terços dos casos, embora não exclusivamente nas células claras, muitas das quais não eram positivas para glicogénio. Algumas das suas variedades botrióides diferiam histologicamente, sendo revestidas predominantemente por epitélio escamoso estratificado não queratinizante com núcleos aglomerados e picnóticos e sem células claras.

Um caso continha melanina e outro apresentava formação de criptas epiteliais e células colunares baixas paliçadas superficiais, tal como se observa no quisto odontogénico glandular. Isto levantou a questão de saber se este último pode fazer parte do espetro clinicopatológico de um quisto periodontal lateral. A histogénese dos quistos periodontais laterais é incerta, mas favorece a origem do epitélio reduzido do esmalte. Há casos que não se enquadram numa lesão endodôntica ou periodontal caraterística ou que não respondem ao tratamento como esperado. Uma biópsia e análise histológica são frequentemente recomendadas.

As doenças sistémicas, como a esclerodermia, o carcinoma metastático e o osteossarcoma, podem imitar a doença endodôntica e periodontal visível numa radiografia. O clínico consciencioso deve estar sempre alerta para lesões de origem não endodôntica ou não periodontal e procurar outras causas.

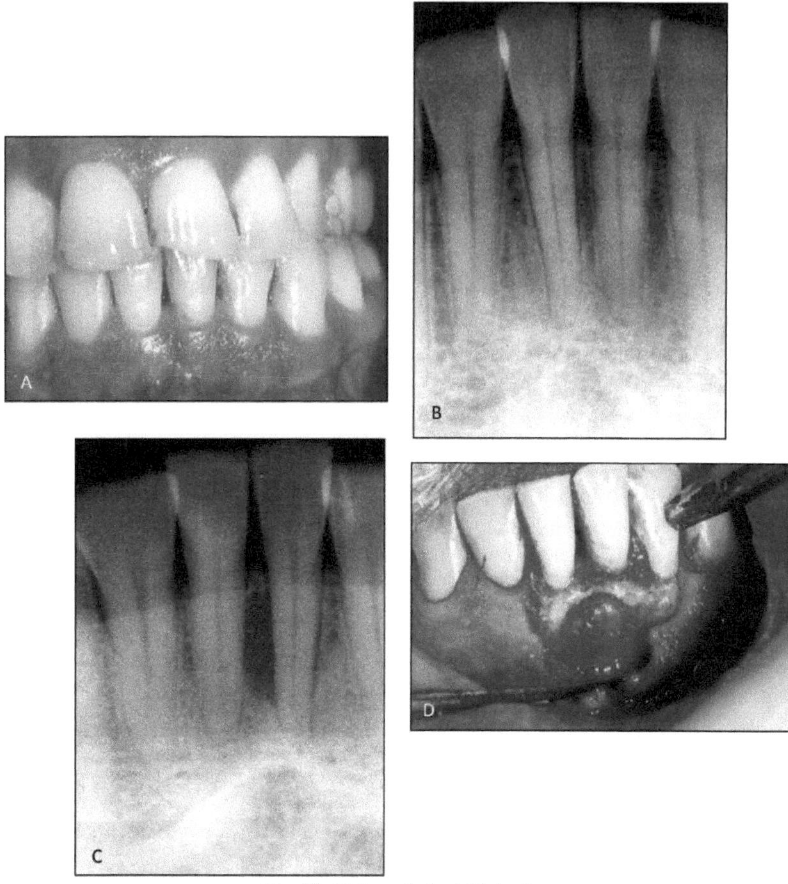


Fig. 23: Cisto periodontal lateral

A. Fotografia clínica mostrando gengivite ligeira à volta do dente nº 24; defeito de sondagem de 5 mm na face mesial do dente nº 24.
B. A radiografia mostra a lesão inicial 2 anos antes.
C. A radiografia mostra a extensão da lesão na altura do encaminhamento para o periodontista.
D. Lesão de reflexão do retalho inicial presente interproximal entre os dentes #24 e #25

*(Cortesia de Cohen's pathways of the pulp, JO*th edition)

# CAPÍTULO 9

## GESTÃO DE LESÕES DE CLASSE I[5]

A definição de doença periodontal indica que o processo de doença ocorre no osso alveolar, nos componentes do ligamento periodontal ou na gengiva.
Se esta definição for aceite, os dentes envolvidos em problemas endodôntico-periodontais de Classe I estão envolvidos com doença periodontal. Estes dentes apresentam tipicamente um ou mais dos seguintes sintomas, todos eles sugestivos de doença periodontal: mobilidade, perda óssea na furca ou adjacente à crista óssea, profundidade de bolsa, sensibilidade à percussão, drenagem crónica do trato sinusal (fístula), exsudado purulento do sulco gengival e gosto desagradável (Fig. 24, 25 e 26).

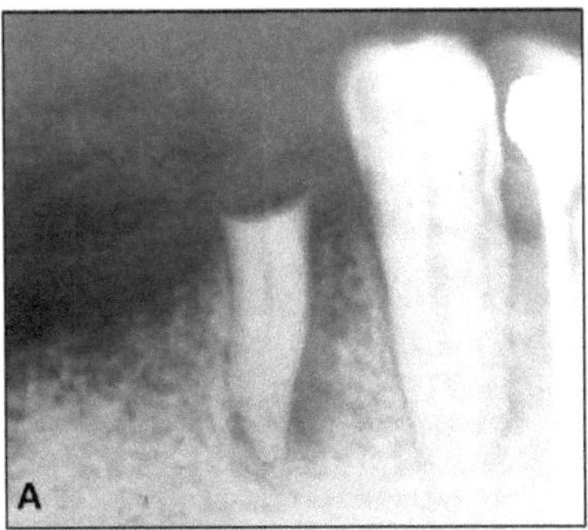


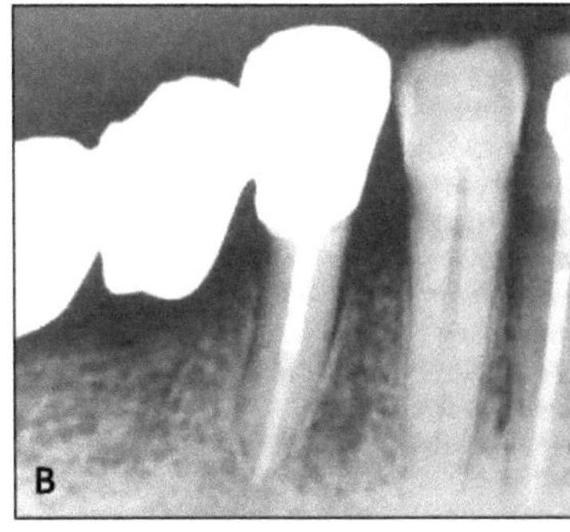


Fig. 24: Exemplos de lesões periodontais de aparência clínica de origem endodôntica.
A, Bolso para o ápice na porção mesial de um bicúspide. O paciente tinha 87 anos de idade. B, Quatro anos mais tarde, após tratamento endodôntico, sem tratamento periodontal, e construção de ponte fixa.
*(Cortesia de Weine's endodontic therapy, 6*[th] edition)

O problema é que a definição dada não considera a etiologia da doença. Nos problemas endodônticos-periodontais de Classe I, a etiologia da doença é o dano pulpar, e se a terapia periodontal for realizada sem considerar o problema pulpar, nunca ocorrerá uma cicatrização óptima. Somente quando os tecidos e detritos dos canais pulpares forem removidos e uma obturação satisfatória do canal for colocada, a condição nas estruturas de suporte terá uma chance favorável de cura.
Como os sintomas clínicos mais óbvios que esses dentes manifestam são típicos da doença periodontal, o diagnóstico do verdadeiro problema é difícil, a menos que seja realizado um exame cuidadoso. O sinal mais significativo de que existe um problema endodôntico e não um problema periodontal é o facto de o paciente não ter qualquer doença periodontal ou ter uma doença periodontal mínima noutras áreas da boca. Devido à natureza da doença, é raro encontrar uma lesão periodontal grave envolvendo apenas um dente isolado, com todas as outras áreas relativamente normais. Quando isto ocorre, deve ser efectuado um exame para detetar possíveis danos na polpa antes de ser instituída qualquer terapia periodontal.
A presença de uma pulpotomia, capeamento pulpar, restauração grande aproximando-se da polpa, lesão cariosa profunda ou diminuição considerável do espaço do canal pulpar são sinais fortes de que um problema endodôntico está presente. A utilização de um aparelho elétrico

para testar a polpa pode ser útil, mas não é completamente diagnóstica, particularmente se estiver envolvido um dente com várias raízes. Por outro lado, se um dente com uma lesão periodontal grave não tem restauração ou tem uma de tamanho mínimo, não tem cárie, não tem fratura e tem uma resposta normal ao teste da polpa eléctrica, deve assumir-se que é necessária uma terapia periodontal. Como será salientado na discussão sobre problemas endodônticos-periodontais de Classe II, lesões periodontais extensas podem causar danos pulpares e requerem terapia combinada, ou seja, endodontia e periodontia, para obter resultados ótimos.

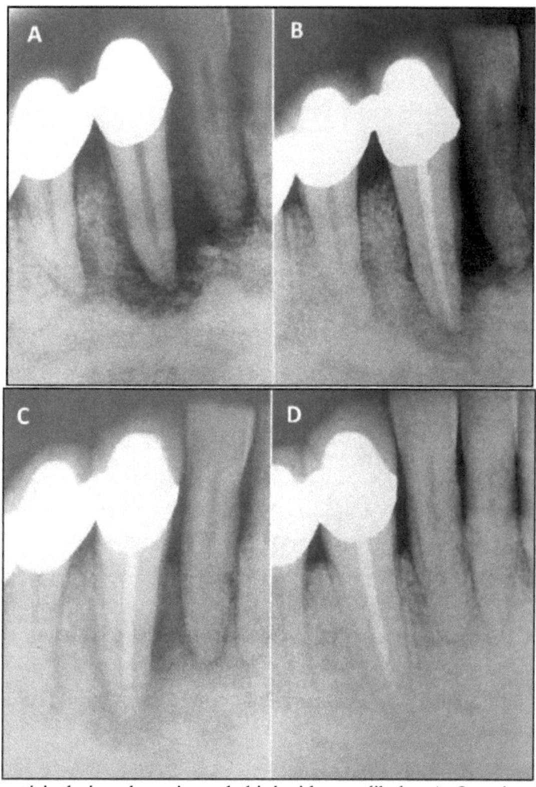


Fig. 25: Vista pré-operatória da área do canino e do bicúspide mandibular. A, O canino (dente mais mesial na tala) apresentava uma grande radiolucência periapical, e o primeiro bicúspide adjacente também parecia ter envolvimento periapical radiográfico. O incisivo lateral era bastante móvel, mas respondia ao teste da polpa eléctrica. O cúspide e o bicúspide não puderam ser testados devido às suas coroas revestidas. B, O tratamento endodôntico foi concluído no canino, usando procedimentos de rotina. A lateral apertou-se imediatamente após a consulta para a preparação do canal no cúspide. C, Três meses depois, a lateral estava apertada, não era possível a sondagem entre os dois dentes, e decidiu-se que o tratamento endodôntico do canino poderia ser adiado, pois a lesão parecia ser menor. D, Quatro anos após o tratamento, as lesões periapicais estão cicatrizadas, incluindo a lesão no pré-molar, e o incisivo lateral permanece sem mobilidade. O paciente tinha 75 anos de idade.

Estes defeitos são sondados com uma sonda periodontal de forma idêntica à dos defeitos periodontais verdadeiros. Alguns sugeriram que, nos casos em que a profundidade do tecido é relativamente normal em grande parte da periferia da raiz, mas de repente se descobre um rápido afundamento, a bolsa é de origem endodôntica. Quando existe uma bolsa larga e profunda, que se estende por uma distância considerável à volta da raiz, então a bolsa é de origem periodontal. Pelo contrário, em muitos casos, verificou-se que a bolsa era de origem endodôntica quando havia uma profundidade considerável medida de 180 graus ou mais em torno da raiz, tal como poderia ocorrer num defeito puramente periodontal.

Ao contrário da maioria das lesões periodontais, os problemas endodôntico-periodontais de Classe I caracterizam-se por um processo de cicatrização rápido e, por isso, têm um excelente prognóstico. Muitas vezes, os sintomas clínicos desaparecem após a consulta inicial de desbridamento do canal. Isto é particularmente impressionante quando uma profundidade de bolsa de 8 a 10 mm presente antes do tratamento pode ser sondada não mais do que 2 mm após apenas uma consulta, um resultado raramente, ou nunca, encontrado tão rapidamente na terapia periodontal de rotina.

Além disso, nos casos periodontais, um resultado é considerado aceitável quando não se desenvolve mais perda óssea, conforme determinado por radiografia e sonda de bolsa, após a terapia. Nos problemas endodônticos-periodontais de Classe I, o dano ósseo, observado radiograficamente antes do tratamento, é reparado, e a nova mineralização é demonstrada rotineiramente em radiografias pós-operatórias após 1 ano ou mais. De facto, quando decorre um período de tempo de 1 mês ou mais entre o desbridamento inicial do canal e a conclusão do tratamento endodôntico nestes casos, o aspeto radiográfico na película final de obturação do canal revela normalmente uma melhoria considerável do quadro ósseo.

Em resumo, o caso de Classe I parece necessitar de terapia periodontal, mas é realmente causado por lesão pulpar, requer apenas terapia endodôntica, cicatriza rapidamente e tem um excelente prognóstico, mesmo em pacientes de idade avançada (Fig. 25).

A longevidade para estes casos é também bastante excelente. Em dentes com envolvimento periodontal severo, a perspetiva a longo prazo é, na melhor das hipóteses, reservada. No entanto, nos problemas endodôntico-periodontais de Classe I, uma vez que a lesão cicatriza, o prognóstico a longo prazo é favorável. A razão para isso é facilmente explicada. Essas lesões endodônticas reagirão da mesma forma que uma lesão puramente periapical após uma terapia endodôntica adequada.

O maior problema ocorre quando o dentista não identifica a condição e institui incorretamente a terapia periodontal, assumindo um problema periodontal. Se as raízes forem curetadas e/ou se for efectuada uma cirurgia de retalho, é possível que o tratamento endodôntico, se for instituído posteriormente, seja ineficaz.

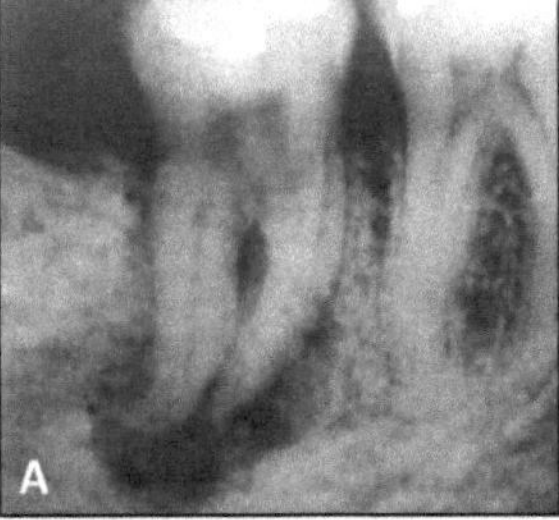


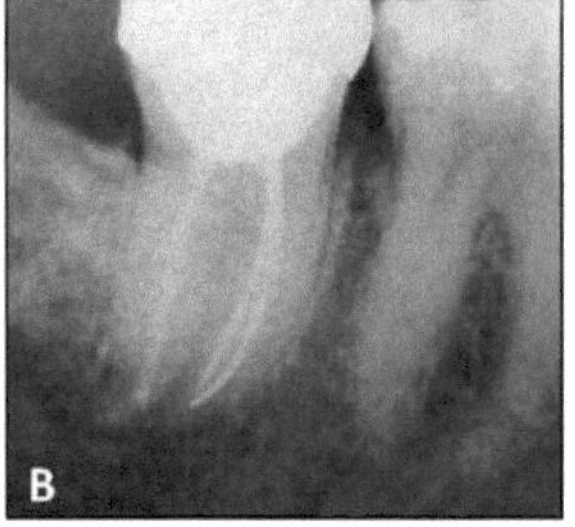

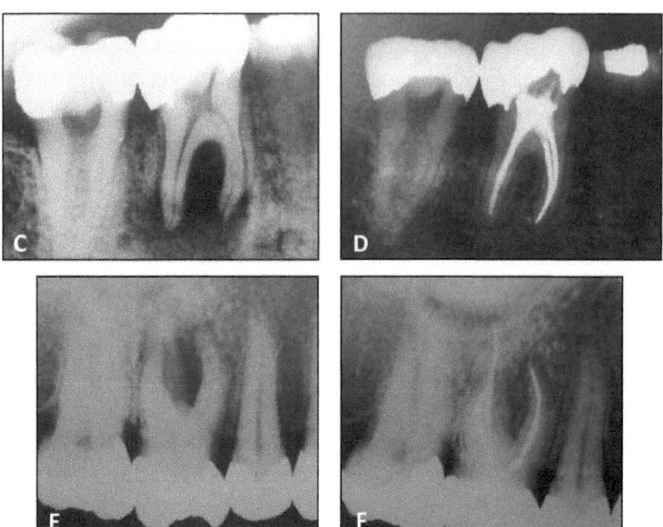


Fig. 26: A, Radiografia pré-operatória do segundo molar inferior com uma bolsa até ao ápice ao longo da raiz distal e comunicando uma grande lesão apical.
B, Dois anos mais tarde, resolução completa após tratamento endodôntico e sem tratamento periodontal. O paciente tinha 91 anos de idade.
C, envolvimento da bifurcação do primeiro molar inferior. O dente era móvel, e um brunidor de bola podia ser passado facilmente através da furca.
D, Três anos mais tarde, após o tratamento endodôntico apenas, ocorreu a cicatrização completa.
E, Envolvimento da trifurcação do primeiro molar superior. A bolsa pode ser sondada ao longo da superfície vestibular e mesiolingual da raiz mesiovestibular 8 a 10 mm. F, Um ano apenas após o tratamento endodôntico. *(Cortesia de Weine's endodontic therapy 6*$^{th}$ edition)

## GESTÃO DE LESÕES DE CLASSE II[5]

As lesões pulpares e periodontais podem atacar o mesmo dente. Nestes casos, a terapia em ambas as áreas é necessária para obter um resultado satisfatório (Fig. 27).

O tratamento de uma fase e a negligência da outra frequentemente retarda o processo de cicatrização da área tratada e pode impedir qualquer retorno à normalidade. Nas lesões combinadas, o prognóstico da porção periapical é geralmente superior ao da porção periodontal. Quando uma lesão periapical cicatriza após o selamento do canal, a incidência de recidiva é insignificante. No entanto, uma lesão periodontal pode recidivar após a cicatrização, a menos que o tratamento de manutenção periódico seja cuidadosamente seguido.

O critério para o diagnóstico dos casos de Classe II é o facto de o doente ter doença periodontal em múltiplas áreas da boca. Se ocorrerem danos ou morte da polpa num dente já envolvido com um problema periodontal, desenvolveu-se uma situação de Classe II.

Uma elevada percentagem de dentes que têm dois terços ou mais de perda óssea periodontal também terá danos na polpa, mesmo que não tenha sido efectuado qualquer trabalho de restauração (ou tenha sido mínimo). Quando a terapia periodontal é efectuada apenas nestes casos, o tecido pulpar danificado pode impedir o grau completo de cicatrização periodontal. Só quando se efectua uma terapia combinada é que a cicatrização desejável se verifica. Como será discutido mais adiante, a presença de uma resposta vital ao teste elétrico da polpa não garante a presença de uma polpa normal nestes casos. É uma prática comum entre alguns dentistas envolvidos em procedimentos reconstrutivos em dentes com danos periodontais consideráveis a realização de terapia endodôntica em dentes anteriores mandibulares com polpas de aparência normal antes da esplintagem. Existe uma boa probabilidade de que, antes de qualquer tratamento, algum grau de dano pulpar esteja presente.

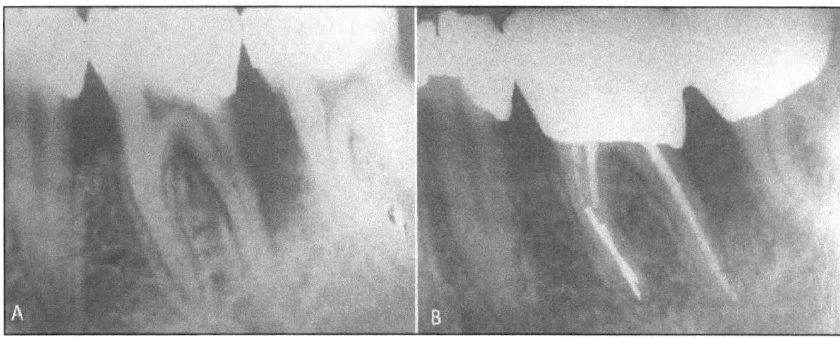


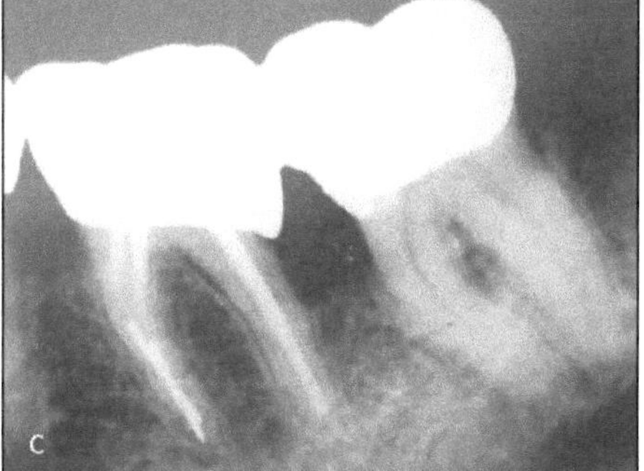


Fig. 27:

A. Radiografia pré-operatória do primeiro molar inferior com perda óssea distal considerável. A polpa respondia aos testes eléctricos, mas o periodontista insistiu na terapia endodôntica e periodontal para obter melhores resultados. Na altura da extirpação, a polpa aparentava ter pouca vitalidade.
B. Dois anos depois, o tratamento periodontal restaurou uma parte considerável da perda óssea.
C. Doze anos após o tratamento original, a profundidade da bolsa manteve-se constante em 2 a 3 mm. Note-se a reabsorção completa do excesso de guta-percha que se encontrava para além do ápice distal.

*Cortesia de Weine's endodontic therapy 6*$^{th}$ edition)

Na altura em que os retalhos periodontais foram levantados, as raízes raspadas, as coroas preparadas, os moldes tirados, as obturações provisórias colocadas e os splints cimentados, já ocorreu um grau consideravelmente maior de dano pulpar. Se a terapia endodôntica se tornar necessária após a colocação da tala, devido a dor ou ao desenvolvimento de uma lesão periapical, o tratamento é muito mais difícil do que teria sido no início.

Os dentes anteriores mandibulares raramente têm um alinhamento perfeito antes de serem esplintados, enquanto que os esplints são normalmente construídos para que cada pilar fique adjacente ao seu vizinho. Portanto, não há pistas da topografia externa da coroa quanto à verdadeira posição do canal pulpar. Na tentativa de encontrar o orifício do canal, pode ser necessária muita escavação ou abertura de valas, particularmente se uma pulpite crónica tiver produzido uma quantidade considerável de dentina reparadora. O enfraquecimento das paredes interiores da preparação da coroa pode fazer com que o dente tratado se solte da tala, se torne suscetível a cáries recorrentes e perca o suporte periodontal.

Pior ainda, durante as tentativas de encontrar o canal, pode ocorrer uma perfuração no ligamento periodontal, o que exigiria uma reparação cirúrgica e deixaria um membro da tala severamente enfraquecido. É muito mais fácil, tanto para o doente como para o dentista, antecipar a possibilidade de danos futuros na polpa e efetuar inicialmente uma terapia endodôntica. Qualquer tecido pulpar inflamado ou degenerado é removido e os canais são selados enquanto o acesso e a visão são máximos. Evita-se a sensibilidade severa às mudanças de temperatura frequentemente sentidas durante a terapia periodontal. Os dentes são preparados para coroas sem dor e esplintados, com os canais pulpares disponíveis para pinos e núcleos, caso seja necessária uma maior retenção. A possibilidade de uma pulpite dolorosa ou periapicite após a esplintagem é igualmente evitada (Fig. 28).

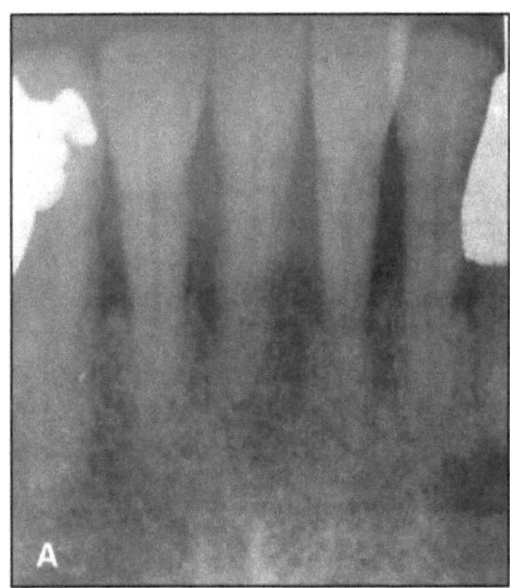


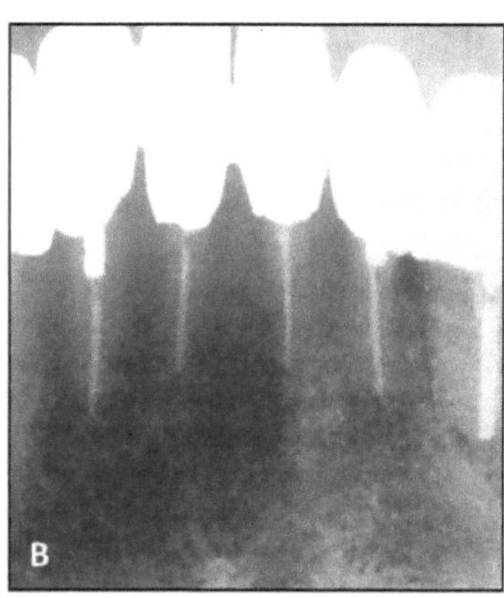


Fig. 28

A, Dentes anteriores mandibulares de um doente com doença periodontal avançada que necessitava de vários procedimentos dentários complexos. O plano de tratamento exigia uma ferulização provisória, uma cirurgia periodontal extensa, seguida de uma ferulização permanente.

B, Sete anos depois, a zona tem um excelente aspeto.

*(Cortesia deWeine's endodontic* therapy, 6th edition)

Resumindo os problemas endodônticos-periodontais de Classe II, o diagnóstico depende da determinação de que os problemas periodontais estão presentes noutros locais da boca e que uma patose pulpar também está presente no dente em questão. Este problema pulpar pode ser coincidente com a lesão periodontal ou pode ser devido ao grau de dano periodontal. No entanto, uma vez que a polpa tenha sido suficientemente danificada neste último caso, o alívio do problema periodontal não resultará na cicatrização pulpar. Assim, é semelhante a uma pulpite irreversível resultante de uma lesão cariosa, procedimento operatório ou exposição pulpar, em que a polpa perdeu os seus poderes de recuperação e requer terapia endodôntica para reter o dente.

Nos problemas endodônticos-periodontais de Classe II, são necessárias terapias endodônticas e periodontais para obter uma cicatrização óptima. O prognóstico para a parte endodôntica do problema pode ser ligeiramente superior porque há pouca ou nenhuma hipótese de recorrência, enquanto o problema periodontal tem de receber manutenção regular.

## GESTÃO DE LESÕES DE CLASSE III[5]

Nos problemas endodônticos-periodontais de Classe III, a terapia endodôntica e a amputação radicular são necessárias para obter a cura de um problema apenas periodontal (Fig. 29 e 30). O facto de a utilização de um procedimento endodôntico produzir a cura de uma área de doença periodontal apenas serve para enfatizar ainda mais a importante inter-relação destes dois elementos da medicina dentária.

A indicação típica para a amputação radicular é um defeito periodontal grave à volta de uma raiz de um dente multirradicular, enquanto as outras raízes têm um suporte saudável. Nestes casos, pode não ser necessária mais nenhuma terapia periodontal na área após a amputação da raiz envolvida. A polpa pode parecer perfeitamente normal nessas situações, mas deve ser sacrificada para reter o dente. De facto, muitas polpas de dentes com este problema mostram algum grau de inflamação pulpar quando observadas histologicamente após a extirpação.

Mesmo que a polpa estivesse relativamente normal na altura da remoção, permitir que o processo periodontal continuasse sem ser impedido pelo tratamento causaria certamente uma maior perda de suporte ósseo nas raízes adjacentes e provavelmente danos na polpa mais tarde.

São apresentados dois factores para esta mudança de terapia.

1. Problemas com o sucesso a longo prazo dos dentes tratados com terapia de amputação
2. A popularidade e o sucesso, pelo menos nesta altura, da regeneração tecidular guiada (RTG) e de outros procedimentos que permitiram a regeneração das estruturas periodontais e, muitas vezes, sem qualquer tratamento endodôntico.

*Weine diz: "O que o futuro trará, ninguém pode dizer, mas é minha opinião que* o tratamento da doença periodontal com amputação radicular e, portanto, problemas endodônticos-periodontais de Classe III continuará a diminuir como um curso viável de terapia. A RTG parece ser uma excelente opção alternativa, sendo menos destrutiva das estruturas dentárias existentes, sendo regenerativa em vez de aumentar a perda óssea, e provavelmente exigindo menos tempo e custos para os pacientes. O facto de alguns dos casos de amputação terem tido resultados menos desejáveis apenas faz pender a balança ainda mais para a RTG. Assumindo que estes pontos de vista são corretos, também posso acrescentar que acredito que muitos mais clínicos irão descobrir que os dentes com doença periodontal avançada terão uma melhor cicatrização com GTR e terapia endodôntica. Assim, a perda de casos de Classe III irá, até certo ponto, produzir mais tratamento de *problemas* endodônticos-periodontais de Classe II. "

Em resumo, os problemas endodônticos-periodontais de Classe III são aqueles que requerem tratamento endodôntico mais amputação radicular para obter um resultado periodontal, mesmo que não haja danos pulpares no dente envolvido antes do tratamento.

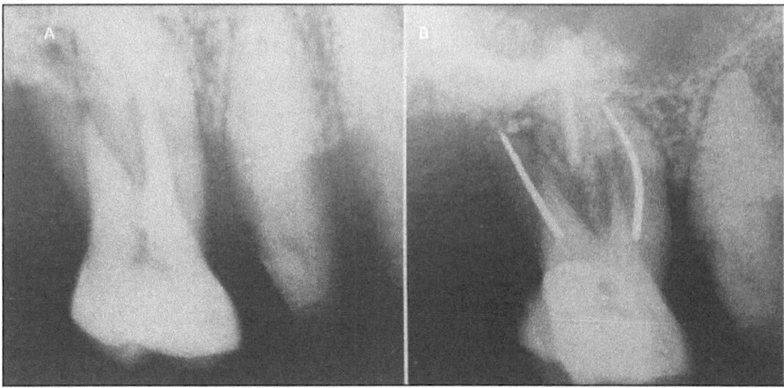


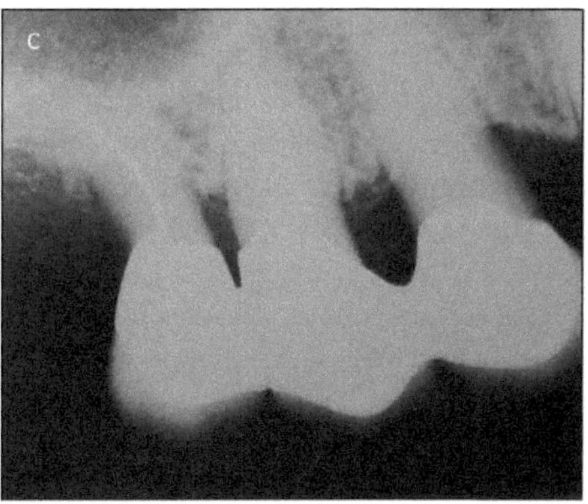


Fig. 29

A, O plano de tratamento deste primeiro molar superior envolveu a amputação da raiz DB e a separação mas retenção das raízes MB e palatina. B, O tratamento endodôntico foi concluído antes da separação e amputação. Quando a raiz DB foi amputada e as restantes raízes separadas, verificou-se que a raiz palatina era muito móvel. Por isso, também foi amputada. C, 5 anos depois, a raiz MB está firme e a tala funciona bem.

*(Cortesia de Weine's* endodontic therapy, $6^{th}$ edition)

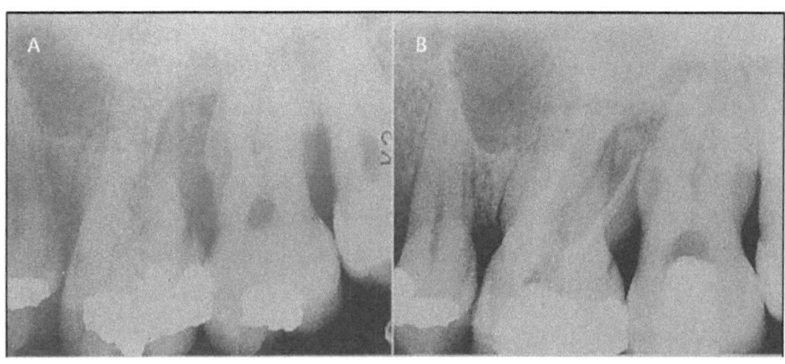

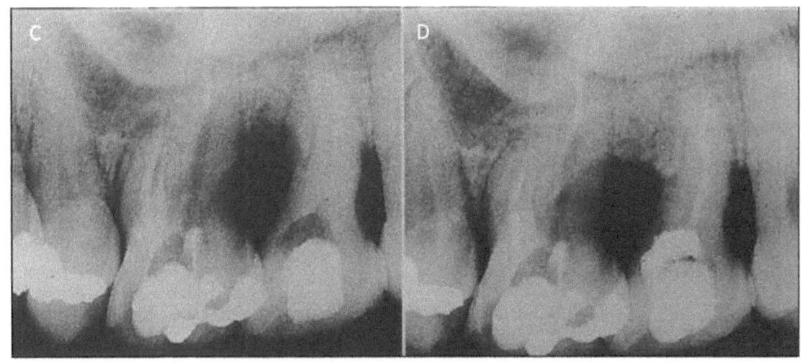

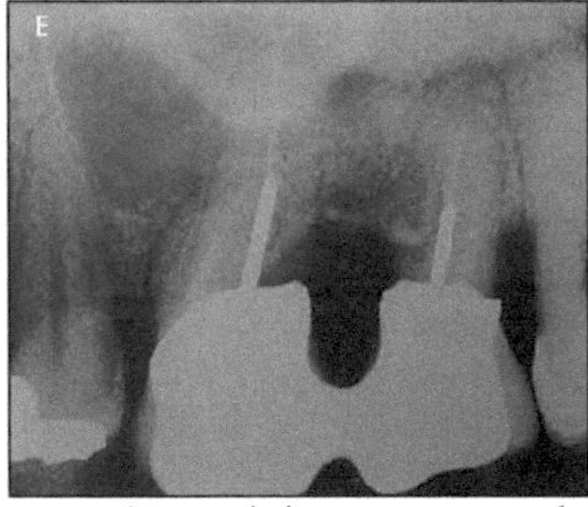

Fig. 30: Amputação de raízes adjacentes. A, prognóstico sem esperança da raiz DB do primeiro molar superior e perda óssea avançada associada ao segundo molar. B, foi realizada a RCT no primeiro molar. No segundo molar, as polpas foram extirpadas e o acesso selado com ZOE mais formocresol. C, A raiz DB do primeiro molar foi amputada. D, Em seguida, foi efectuada a RCT no segundo molar e amputada a raiz MB. E, Os dentes foram restaurados com uma tala e, 2 anos depois, a área tem um excelente aspeto

*(Cortesia de JVeine's endodontic therapy 6*$^{th}$ edition)

## GESTÃO DAS LESÕES DA CLASSE IV[5]

Os casos que se enquadram nesta classificação são aqueles que simulam um problema endodôntico, mas na realidade são devidos a doença periodontal.

Embora alguns desses casos possam ser considerados problemas endodôntico-periodontais de Classe II, para os quais é necessária a terapia endodôntica e periodontal, os casos endodôntico-periodontais de Classe IV são aqueles em que a condição periodontal é o único ou predominante problema. As dificuldades ocorrem quando o tratamento endodôntico é efectuado apenas sem um reconhecimento suficiente da doença periodontal. Durante o tempo necessário para a conclusão da terapia endodôntica, o dano periodontal continua sem tratamento.

Alguns dos sintomas de doença pulpar ou periapical podem ser devidos a danos periodontais. Um trato sinusal com drenagem crónica pode dar origem a uma bolsa periodontal em vez de uma lesão periapical. À medida que se perde o suporte ósseo e dos tecidos moles devido à doença periodontal, os dentes afectados podem tornar-se sensíveis a alterações de temperatura, o que pode ser erradamente diagnosticado como uma pulpite irreversível. A sensibilidade à percussão, a mobilidade e o inchaço são outros sintomas comuns da doença periodontal que podem ser confundidos com doença pulpar ou periapical. Qualquer uma dessas condições clínicas pode levar erroneamente ao início da terapia endodôntica. Alguns dos sintomas podem até ser aliviados até certo ponto inicialmente e reforçar a ideia de que foi feito um diagnóstico correto. No entanto, a menos que a terapia periodontal seja realizada simultaneamente, o processo da doença continuará e causará mais problemas.

A fase de diagnóstico é extremamente importante porque a etiologia deve ser estabelecida antes da instituição da terapia. A boca deve ser examinada para detetar a existência de doença periodontal noutras áreas. A sua presença é uma excelente indicação de que se trata de um problema endodôntico-periodontal de Classe II ou IV.

Se estiver presente um trato sinusal de drenagem crónica, este deve ser rastreado através da colocação de um cone de guta-percha na profundidade do trato e da realização de uma radiografia (Fig. 31). Se o cone não apontar para o ápice ou não comunicar com ele, mas cair numa bolsa periodontal ou fenda, a indicação é de doença periodontal.

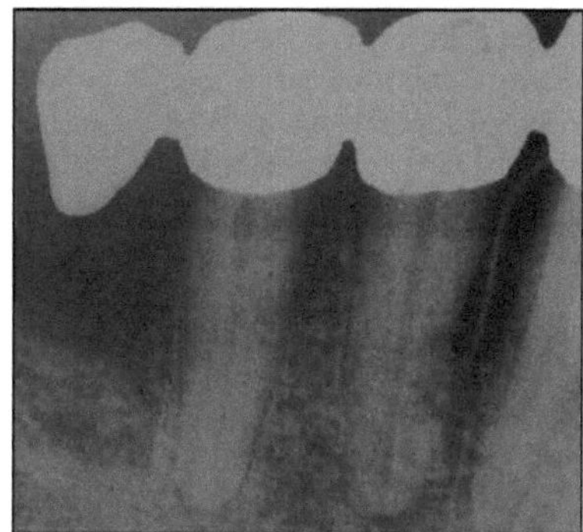

Fig. 31: O paciente foi encaminhado com um trato sinusal de drenagem crónica entre o canino mandibular e o primeiro canino bicúspide que parecia ser típico de origem periapical. O trajeto foi traçado com um cone de guta-percha para verificar qual dente necessitava de tratamento endodôntico, já que a tala impedia o exame pulpar.

O Cone entrou num trajeto tortuoso entre os dentes e indicou uma lesão periodontal. Foi efectuada apenas terapia periodontal e a área sarou.

*(cortesia de tVeine 's endodontic therapy* 6th edition)

Se estiver presente um inchaço, é efectuado um teste à polpa do dente em questão. Embora a vitalidade da polpa não seja necessariamente indicativa de normalidade, não é um achado consistente com um abcesso periapical agudo e sugere fortemente a possibilidade de um abcesso periodontal lateral. A inserção gengival deve ser sondada e a profundidade da bolsa examinada. Se estiver presente um abcesso periodontal, o exsudado será expresso através da fenda.

A sensibilidade às alterações de temperatura é comum nas fases iniciais da doença periodontal e após determinadas fases da terapia. Quando os danos na polpa ainda são reversíveis, esta sensibilidade diminui normalmente em poucos dias, e pode ser adoptada uma atitude de vigilância e espera se a dor não for demasiado intensa.

Uma pasta de dentes dessensibilizante pode ajudar a um regresso mais rápido ao normal.

Em contraste com o problema endodôntico-periodontal de Classe I, no qual a radiografia pós-operatória indica o início da cicatrização, o caso de Classe IV tratado endodonticamente é caracterizado por uma condição de deterioração (Fig. 32). Esta é mais uma pista para o facto de se ter seguido a via errada de tratamento. O prognóstico para o caso é obviamente mau, a menos que a terapia periodontal seja iniciada o mais rapidamente possível, assumindo que ainda existe suporte periodontal suficiente.

Em resumo, o problema endodôntico-periodontal de Classe IV parece indicar a necessidade de tratamento endodôntico, mas na verdade requer terapia periodontal. Os sintomas clínicos presentes no início da terapia podem ser ligeiramente melhorados após o tratamento inicial, mas logo retornam, e a deterioração contínua é observada à medida que o caso progride. O prognóstico é muito mau, a menos que o tratamento periodontal também seja instituído. A chave para resolver o problema corretamente é fazer um diagnóstico correto desde o início.

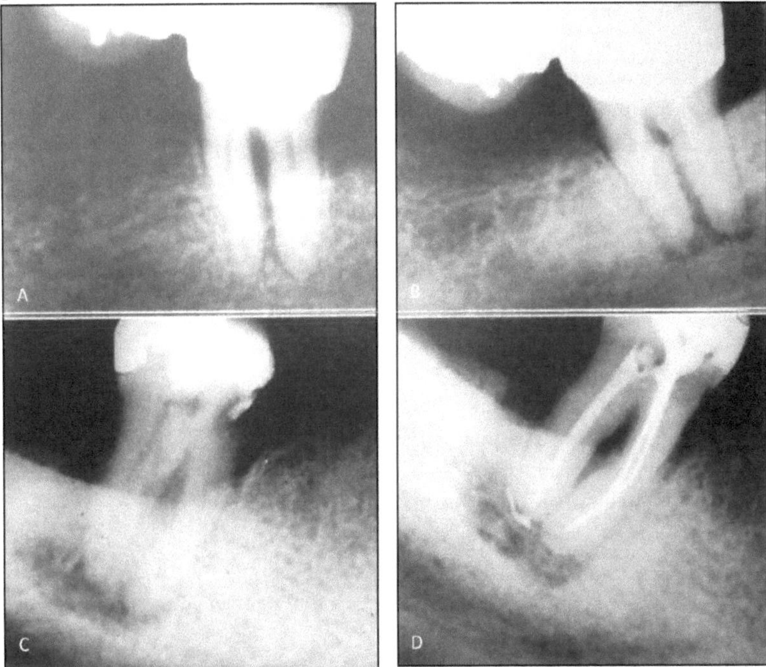


Fig. 32: Exemplos de problemas pulpares ou periapicais de aspeto clínico devido a lesões periodontais graves. A, Paciente encaminhado para tratamento endodôntico do segundo molar inferior com sintomas de sensibilidade a mudanças de temperatura (realmente devido à perda óssea grave que expõe as superfícies radiculares) e sensibilidade à percussão.

B, Apesar de um tratamento aparentemente satisfatório, o caso deteriorou-se gravemente. Embora o paciente apresentasse bolsas em toda a boca, o dentista que o encaminhou recusou-se a instituir a terapia periodontal até que a terapia endodôntica fosse concluída. O tratamento adequado teria incluído a avaliação periodontal e o início do tratamento em todas as áreas de destruição periodontal antes da conclusão da endodontia.

C, O envolvimento periapical do segundo molar inferior deveu-se a necrose pulpar, mas a condição periodontal concomitante era irremediável.

D, Um mês após a terapia, o tratamento endodôntico não ajudou e o dente necessita de extração.

*(Cortesia de Weine's endodontic therapy* 6[th] edition)

# CAPÍTULO 10

## PROTOCOLO DE TRATAMENTO[89]

Em geral, quando a doença primária de um tecido, ou seja, a polpa ou o periodonto, está presente e a doença secundária está apenas a começar, deve tratar-se a doença primária[83, 92]. Quando a doença secundária está estabelecida e é crónica, tanto a doença primária como a secundária devem ser tratadas. De um modo geral, a terapia endodôntica precede a terapia periodontal. A terapia periodontal pode ou não ser necessária, dependendo do estado da doença. A cicatrização completa do suporte periodontal destruído pode ser esperada após o tratamento da patologia pulpar. A resolução da destruição extensa após o tratamento da periodontite crónica é menos previsível. É importante compreender que, clinicamente, não é possível determinar até que ponto uma ou outra das duas doenças (endodôntica ou periodontal) afectou os tecidos de suporte. Por conseguinte, a estratégia de tratamento deve centrar-se, em primeiro lugar, na infeção pulpar e realizar o desbridamento e a desinfeção do sistema de canais radiculares. A segunda fase inclui um período de observação, em que se acompanha a extensão da cicatrização periodontal resultante do tratamento endodôntico. A redução da profundidade de sondagem pode normalmente ser esperada dentro de algumas semanas, enquanto a regeneração óssea pode exigir vários meses antes de poder ser detectada radiograficamente. Assim, a terapia periodontal, incluindo a destartarização profunda com e sem cirurgia periodontal, deve ser adiada até que o resultado do tratamento endodôntico possa ser corretamente avaliado.

Sequenciamento do tratamento de lesões endodôntico-periodontais

Em casos agudos, é de extrema importância diagnosticar a origem da dor e/ou inchaço e determinar se é endodôntica ou periodontal. Este problema deve ser tratado prioritariamente. Logo em seguida, o outro tratamento. O debate sobre qual o tratamento que deve ser iniciado em primeiro lugar tem atormentado os dentistas durante muito tempo.

Tratamento periodontal

É um facto conhecido que a infeção do canal radicular afecta significativamente a cicatrização periodontal. A redução da profundidade da bolsa é significativamente menor na presença de infeção do canal. Existe mais epitélio marginal sobre os defeitos do cemento se os canais estiverem infectados. A remoção do cemento expõe os túbulos dentinários, o que significa que, se existirem bactérias no canal, pode promover a reabsorção inflamatória. Também pode expor os tecidos periodontais a medicamentos tóxicos se forem utilizados no canal. Isto não é tão crítico em áreas com recessão.

Tratamento endodôntico

O início precoce do tratamento endodôntico assegura que a camada de cemento é mantida intacta até que a infeção do canal radicular seja eliminada. Uma vez que não existe dentina exposta na superfície da raiz, existe uma menor probabilidade de reabsorção da raiz e uma melhor cicatrização periodontal. Por outro lado, se a obturação do canal radicular não tiver uma boa vedação, os canais preenchidos podem ser reinfectados por bactérias periodontais. O risco de infeção é maior se o tratamento periodontal for atrasado, especialmente quando existe uma "lesão combinada com comunicação" entre os dois locais. A esterilidade é mais provável quando existe um penso medicamentoso, como o cálcio, no canal. Por isso, em alguns casos, pode ser prudente adiar a obturação radicular até que a infeção periodontal tenha sido eliminada.

Tratamento de ambas as lesões em simultâneo

Isto seria necessário quando tanto a infeção endodôntica como a periodontal estão presentes simultaneamente. As lesões endo-perio combinadas que existem separadamente no mesmo dente (o que significa que não estão fisicamente fundidas) ganharam recentemente muita atenção. A verdadeira lesão endodôntica e periodontal combinada requer um diagnóstico preciso. Este é frequentemente um diagnóstico difícil e, por conseguinte, requer uma reavaliação após o tratamento dos problemas periodontais ou endodônticos. Nesses casos, se não houver comunicação, então complete a terapia endodôntica primeiro e inicie o tratamento periodontal logo em seguida. Quando as lesões comunicam, faz sentido iniciar primeiro o tratamento endodôntico e medicar os canais até se conhecer o prognóstico.

Abott, numa análise pormenorizada sobre considerações de tratamento, recomenda o seguinte protocolo[89]

PROTOCOLO DA ABOTT

- Gestão inicial
- Remover restaurações e cáries existentes
- Preparar quimicamente os canais
- Medicar os canais (depende dos sintomas)
- Gestão do acompanhamento
- Mudar o penso intracanal após 3-4 semanas
- Prestar um tratamento periodontal inicial
- Rever a cicatrização após 3 meses
- Reavaliar a necessidade de tratamento periodontal adicional
- Se for necessário mais tratamento periodontal (por exemplo, cirurgia),
- Mudar novamente a medicação intracanal

-Se a resposta de cura for favorável,

- Obturação completa do canal radicular
- Gestão a longo prazo
- Adiar a obturação radicular para depois de
- Avaliação da necessidade de cirurgia periodontal
- Cirurgia concluída com resultado satisfatório
- O prognóstico global foi considerado suficientemente adequado para justificar a continuação do tratamento endodôntico e restaurador e os respectivos custos

# CAPÍTULO 11

## AVALIAÇÃO DO TRATAMENTO E PROGNÓSTICO

A avaliação do tratamento e o prognóstico dependem principalmente do diagnóstico da doença endodôntica e/ou periodontal específica. Os principais factores a considerar para a tomada de decisões de tratamento são a vitalidade da polpa e o tipo e extensão do defeito periodontal. O diagnóstico da doença endodôntica primária e da doença periodontal primária geralmente não apresenta dificuldades clínicas. Na doença endodôntica primária, a polpa está infetada e não é vital. Por outro lado, num dente com doença periodontal primária, a polpa é vital e reage aos testes. No entanto, a doença endodôntica primária com envolvimento periodontal secundário, a doença periodontal primária com envolvimento endodôntico secundário ou as verdadeiras doenças combinadas são clínica e radiograficamente muito semelhantes. Se uma lesão for diagnosticada e tratada como uma doença primariamente endodôntica devido à falta de evidência de periodontite marginal, e se houver cicatrização dos tecidos moles na sondagem clínica e cicatrização óssea numa radiografia de retorno, pode ser feito um diagnóstico retrospetivo válido. O grau de cicatrização que ocorreu após o tratamento do canal radicular determinará a classificação retrospetiva. Na ausência de uma cicatrização adequada, pode ser indicado um tratamento periodontal adicional. O prognóstico e o tratamento de cada tipo de doença periodontal endodôntica varia. A doença endodôntica primária deve ser tratada apenas com terapia endodôntica.

É de esperar um bom prognóstico se o tratamento for efectuado corretamente, com ênfase no controlo da infeção. A doença periodontal primária só deve ser tratada com terapia periodontal. Neste caso, o prognóstico depende da gravidade da doença periodontal e da resposta do paciente. A doença endodôntica primária com envolvimento periodontal secundário deve ser tratada primeiro com terapia endodôntica. Os resultados do tratamento devem ser avaliados dentro de 2 a 3 meses e só então o tratamento periodontal deve ser considerado. Esta sequência de tratamento permite tempo suficiente para a cicatrização inicial dos tecidos e uma melhor avaliação da condição periodontal[96]. Também reduz o risco potencial de introdução de bactérias e seus subprodutos durante a fase inicial de cicatrização. A este respeito, foi sugerido que a remoção agressiva do ligamento periodontal e do cemento subjacente durante a terapia endodôntica provisória pode afetar adversamente a cicatrização periodontal.[97] As áreas das raízes que não foram tratadas agressivamente mostraram uma cicatrização normal.[97] Consequentemente, o prognóstico para o tratamento da doença endodôntica primária com envolvimento periodontal secundário depende principalmente da gravidade do envolvimento periodontal, do tratamento periodontal e da resposta do paciente. A doença periodontal primária com envolvimento endodôntico secundário e as verdadeiras doenças periodontais endodônticas combinadas requerem terapias endodônticas e periodontais. Foi sugerido que a infeção intrapulpar tende a promover o crescimento epitelial marginal ao longo de uma superfície dentinária desnudada.

Além disso, os defeitos periodontais induzidos experimentalmente em dentes infectados foram associados a mais 20% de epitélio do que os dentes não infectados.[98] Os dentes não infectados mostraram mais 10% de cobertura de tecido conjuntivo do que os dentes infectados.[98] O prognóstico da doença periodontal primária com envolvimento endodôntico secundário e das verdadeiras doenças combinadas depende principalmente da gravidade da doença periodontal e da resposta dos tecidos periodontais ao tratamento. As verdadeiras doenças combinadas têm geralmente um prognóstico mais reservado. Em geral, assumindo que a terapia endodôntica é adequada, o que é de origem endodôntica irá cicatrizar. Assim, o prognóstico das doenças combinadas depende da eficácia da terapia periodontal.

# CAPÍTULO 12

## CONCLUSÃO[1]

Uma lesão periodontal-endodôntica pode ter uma patogénese variada que vai desde a mais simples à mais complexa. Ter conhecimentos suficientes sobre estes processos patológicos é essencial para chegar ao diagnóstico correto. É importante lembrar que o reconhecimento da vitalidade pulpar é essencial para um diagnóstico diferencial e para a seleção de medidas primárias para o tratamento de lesões inflamatórias no periodonto marginal e apical.

O diagnóstico de dentes com polpas necróticas pode ser difícil de estabelecer. Toda a dentição deve ser examinada para detetar possíveis causas de dor antes de iniciar o tratamento. Algumas lesões periodontais de origem endodôntica podem cicatrizar apenas com o tratamento de canal.[99] O tratamento endodôntico pode ser concluído antes do tratamento periodontal, quando não há comunicação entre os processos da doença. No entanto, quando há comunicação entre as lesões das duas doenças, então os canais radiculares devem ser medicados até que o tratamento periodontal tenha sido concluído e o prognóstico geral do dente tenha sido reavaliado como favorável. A utilização de medicamentos terapêuticos intracanais não tóxicos é essencial para destruir as bactérias e ajudar a estimular a reparação dos tecidos.[100]

Uma vez que a etiologia primária é a infeção, o tratamento endodôntico é dirigido ao controlo e eliminação da flora do canal radicular, trabalhando de forma estéril. Com base no conhecimento atual, o melhor método disponível para obter canais radiculares limpos e livres de micróbios é a instrumentação com irrigação antimicrobiana reforçada por um penso intracanal com hidróxido de cálcio.[101] A presença de uma lesão endodôntica-periodontal combinada resultará sempre numa situação comprometida após o tratamento. Mesmo com um tratamento aparentemente bem-sucedido, o dente ainda estará comprometido, pois é provável que haja alguma recessão gengival e perda de inserção periodontal e suporte ósseo. É da maior importância que o doente mantenha uma boa higiene oral e obtenha cuidados profissionais regulares para esta região. A anatomia do dente e a etiologia das lesões endodôntico-periodontais oferecem uma base sólida para estabelecer um diagnóstico correto. Devido à complexidade destas afecções, recomenda-se uma abordagem interdisciplinar com uma boa colaboração entre endodontistas, periodontistas e microbiologistas.

## CAPÍTULO 13

## BIBLIOGRAFIA


1. Gopal S, Pavan K, Prasad K S, Jindal V, Saritha M. Inter-relação entre lesões endodônticas e periodontais - uma visão geral. Ind J Dent Sc 2011;3(2):55-9.
2. Vertucci FJ, Williams RJ. Canais de furca nos primeiros molares inferiores humanos. Oral Surg 1990;69:743-8.
3. Bender IB, Seltzer S. O efeito da doença periodontal na polpa. Oral Surg Oral Med Oral Pathol 1972;33:458 74.
4. Rubach WC, Mitchell DF. Doença periodontal, canais acessórios e patose pulpar. J Periodontol 1965;36:34-8.
5. Franklin S. Weine. Terapia endodôntica. $6^{th}$ ed. Illinois. Mosby; 2004. Capítulo 11, Problemas Endodônticos-Periodontais; p.452-81.
6. Cotton WR, Siegel RL. Resposta pulpar humana ao ácido cítrico para limpeza de cavidades. J Am Dent Assoc 1978;96:639-44.
7. Seltzer S, Bender IB, Nazimov H. Pulpite induzida por alterações periodontais inter-radiculares em animais experimentais. J Periodontol 1967;38:124-9.
8. Jansson LE, Ehnevid H, Lindskog SF, Blomlof LB. Fixação radiográfica em dentes propensos a periodontite com infeção endodôntica. J Periodontol 1993; 64(10): 947-53.
9. Jansson L, Ehnevid H, Lindskog S, Blomlöf L. Relação entre o estado periapical e periodontal. Um estudo clínico retrospetivo. J Clin Periodontol 1993;20:117-23.
10. Blomlof L, Lengheden A, Lindskog S. Infeção endodôntica e tratamento com hidróxido de cálcio. Efeitos na cicatrização periodontal em dentes de macaco replantados maduros e imaturos. J Clin Periodontol 1992; 19(9 Pt 1): 652-8.
11 Kakehashi S, Stanley HR, Fitzgerald RJ. The effects of surgical exposures of dental pulps in germ-free and conventional laboratory rats. Oral Surg Oral Med Oral Pathol 1965; 18: 340 8.
12 Moller A J, Fabricius L, Dahlen G, Ohman AE, Heyden G. Influência nos tecidos periapicais de bactérias orais indígenas e tecido pulpar necrótico em macacos. Scand J Dent Res 1981; 89: 475 84.
13 Korzen BH, Krakow AA, Green DB. Pulpal and periapical tissue responses in conventional and monoinfected gnotobiotic rats. Oral Surg Oral Med Oral Pathol 1974; 37: 783 802.
14 Rupf S, Kannengiesser S, Merte K, PfisterW, Sigusch B, Eschrich K. Comparação dos perfis dos principais agentes patogénicos periodontais no periodonto e no endodonto. Endod Dent Traumatol 2000;16: 269 75.
15 Socransky S.S, Haffajee A.D, Cugini,MA, Smith C, Kent RL Jr. Complexos microbianos na placa subginigival. J Clin Periodontol 25; 134-44.
16 . Zehnder M, Gold SI, Hasselgren G. Interações patológicas nos tecidos pulpares e periodontais. J Clin Periodontol 2002; 29: 663 71.
17 Sabeti M, Simon JH, Nowzari H, Slots J. Infeção ativa por citomegalovírus e vírus Epstein Barr em lesões periapicais de dentes com coroas intactas. J Endod 2003; 29: 321 23.

18 Sabeti M, Slots J. Co-infeção herpes-viral-bacteriana na patose periapical. J Endod 2004; 30: 69 72.
19 Contreras A, Slots J. Herpesvírus na doença periodontal humana. J Periodont Res 2000; 35: 3 16.
20 Rotstein I, Simon J. The endo-perio lesion: a critical appraisal of the disease condition. Endod top 2006;13:34 56.
21 . Khalid S. Al-Fouzan, "A New Classification of Endodontic-Periodontal Lesions," International Journal of Dentistry, vol. 2014, Article ID 919173, 5 páginas, 2014. doi:10.1155/2014/919173
22 Carrotte P. Endodontia: Parte 4 Morfologia do sistema de canais radiculares. Brit Dent J 2004;197(7):379-83.
23 Harrington GW, Steiner DR. Considerações periodontais-endodônticas. In: Walton RE, Torabinejad M, eds. Principles and Practice of Endodontics (Princípios e Prática da Endodontia), 3ª ed.. Philadelphia: W.B. Saunders, 2002: 466 84.
24 De Deus QD. Frequência, localização e direção dos canais laterais, secundários e acessórios. J Endod 1975; 1: 361 66.
25 Kirkham DB. A localização e incidência de canais pulpares acessórios em bolsas periodontais. J Am Dent Assoc 1975; 91: 353 6.
26 Lowman JV, Burke RS, Pellea GB. Canais acessórios patentes: incidência na região de furca dos molares. Oral Surg Oral Med Oral Pathol 1973; 36: 580 4.
27 Gutmann JL. Prevalência, localização e patência de canais acessórios na região de furca de molares permanentes. J Periodontol 1978; 49: 21 6.
28 Burch JG, Hulen S. Um estudo sobre a presença de forames acessórios e a topografia das furcações molares. Oral Surg Oral Med Oral Pathol 1974; 38: 451 5.
29 Seltzer S, Bender IB, Ziontz M. The interrelationship of pulp and periodontal disease. Oral Surg Oral Med Oral Pathol 1963;16:1474 90.
30 John I. Ingle, Leif K. Bakland, J. Craig Baumgartner. Endodontia de Ingle. 6th ed. Hamilton: B C Decker Inc.; 2008. Capítulo 18, Inter-relações Endodôntico-Periodontais; p.638-59.
31 Kenneth M. Hargreaves, Stephen Cohen. Cohen's Pathways of the Pulp. 10th Ed. St. Louis: Mosby;2012: Capítulo 18, Inter-relações endodônticas e periodontais; p.655-70.
32 Muller CJ, Van WykCW. A junção amelo-cementária. J Dent Assoc S Africa 1984;39: 799 803.
33 Simon JHS, Dogan H, Ceresa LM, Silver GK. O sulco radicular: o seu potencial significado clínico. J Endod 2000;26:295 98.
34 Al-Hezaimi K, Naghshbandi J, Simon JHS, Oglesby S, Rotstein I. Tratamento bem sucedido de um sulco radicular por reimplantação intencional e terapia Emdogain. Dent Traumatol 2004; 20: 226 28.
35 Sundqvist G. Ecologia da flora dos canais radiculares. J Endod 1992;18: 427 30.
36 M. G. Newman, S. S. Socransky. Predominant cultivable microbiota in periodontosis. J Periodont Res 1977; 12(2):120 8.
37 Van Winkelhoff AJ, De Graaff J. Porphyromonas (Bacteroides) endodontalis: O seu papel

nas infecções endodontais. J Endod 1992; 18: 431-4.
38 Fabricius, L., Dahlen, G., Holm, S.E., Moller, A.J. Influência de combinações de bactérias orais nos tecidos periapicais de macacos. Scand J Dent Res 1982;90: 200-6.
39 Costerton JW, Lewandowski Z, DeBeer D, Caldwell D, Korber D, James G. Biofilms, the customized microniche. J Bacteriol 1994; 176(8):2137-42.
40 Korzen BH, Krakow AA, Green DB. Pulpal and periapical tissue responses in conventional and monoinfected gnotobiotic rats. Oral Surg Oral Med Oral Pathol 1974; 37: 783 802.
41 Ranta K, Haapasalo M, Ranta H. Monoinfecção de canais radiculares com Pseudomonas aeruginosa. Endod Dent Traumatol 1988; 4: 269 72.
42 Fouad AF, Walton RE, Rittman BR. Lesões periapicais induzidas em caninos de furão: avaliação histológica e radiográfica. Endod Dent Traumatol 1992; 8: 56 62.
43 Van Winkelhoff AJ, Boutaga K. Transmissão de bactérias periodontais e modelos de infeção. J Clin Periodontol 2005;32 (Suppl 6): 16 27.
44 Curtis MA, Slaney JM, Aduse-Opoku J. Vias críticas na virulência microbiana. J Clin Periodontol 2005: 32 (Suppl 6): 28 38.
45 Fabricius L, Dahlen G, Ohman A, Moller A. Predominant indigenous oral bacteria isolated from infected root canals after varied times of closure. Scand J Dent Res 1982; 90: 134 44.
46 Choi BK, Paster BJ, Dewhirst FE, Gobel UB. Diversidade de espiroquetas orais cultiváveis e não cultiváveis de um paciente com periodontite destrutiva grave. Infect Immun 1994; 62: 1889 95.
47 Trope M, Tronstad L, Rosenberg ES, Listgarten M. Darkfield microscopy as a diagnostic aid in differentiating exudates from endodontic and periodontal abscesses. J Endod 1988; 14: 35 8.
48 Jung IY, Choi BK, Kum KY, Roh BD, Lee SJ, Lee CY, Park DS. Epidemiologia molecular e associação de agentes patogénicos putativos na infeção do canal radicular. J Endod 2000; 26: 599 604.
49 Molven O, Olsen I, Kerekes K. Microscopia eletrónica de varrimento de bactérias na parte apical dos canais radiculares em dentes permanentes com lesões periapicais. Endod Dent Traumatol 1991;7: 226 29.
50 Siqueira JF Jr, Rocas IN, Souto R, de Uzeda M, Colombo AP. Análise de infecções endodônticas por hibridização de DNA- DNA Checkboard. Oral Surg Oral Med Oral Pathol Oral Radiol Endod 2000;89: 744 8.
51 Rocas IN, Siqueira JF Jr, Santos KR, Coelho AM. 'Complexo vermelho' (Bacteroides forsythus, Porphyromonas gingivalis e Treponema denticola) em infecções endodônticas: uma abordagem molecular. Oral Surg Oral Med Oral Pathol Oral Radiol Endod 2001; 91: 468 71.
52 Jung IY, Choi BK, Kum KY, Yoo YJ, Yoon TC, Lee SJ, Lee CY. Identificação de espiroquetas orais ao nível da espécie e sua associação com outras bactérias em infecções endodônticas. Oral Surg Oral Med Oral Pathol Oral Radiol Endod 2001; 92: 329 34.
53 Simon JHS, Hemple PL, Rotstein I, Salter PK. O possível papel das bactérias da forma L

na doença periapical. Endodontologia 1999;11: 40 5.
54 Waltimo T, Haapasalo M, Zehnder M, Meyer J. Aspectos clínicos relacionados com as infecções endodônticas por leveduras. Endod Top 2005; 9: 66 78.
55 Siqueira JF, Sen BH. Fungos em infecções endodônticas. Oral Surg Oral Med Oral Pathol Oral Radiol Endod 2004; 97: 632 41.
56 Damm DD, Neville BW, Geissler RH Jr, White DK, Drummond JF, Ferretti GA. Candidíase dentária em pacientes com cancro. Oral Surg Oral Med Oral Pathol 1988;65: 56 60.
57 Sen BH, Piskin B, Demirci T. Observações de bactérias e fungos em canais radiculares e túbulos dentinários infectados por SEM. Endod Dent Traumatol 1995; 11:6 9.
58 Nair PNR, Sjogren U, Krey G, Kahnberg KE, Sundqvist G. Bactérias e fungos intrarradiculares em dentes humanos assintomáticos com lesões periapicais resistentes à terapia: um estudo de acompanhamento a longo prazo por microscopia de luz e eletrónica. J Endod 1990; 16: 580 8.
59 Molander A, Reit C, Dahle'nG, Kvist T. Estado microbiológico de dentes obturados com periodontite apical. Int Endod J 1998; 31: 1 7.
60 Lomicali G, Sen BH, Camkaya H. Observações ao microscópio eletrónico de varrimento das superfícies radiculares apicais de dentes com periodontite apical. Endod Dent Traumatol 1996; 12: 70 6.
61 Tronstad L, Barnett F, Riso K, Slots J. Infecções endodônticas extra-radiculares. Endod Dent Traumatol 1987: 3: 86 90.
62 Leavitt JM, Irving JN, Shugaevsky P. The bacterial flora of root canals as disclosed by a culture medium for endodontics (A flora bacteriana dos canais radiculares revelada por um meio de cultura para endodontia). Oral Surg Oral Med Oral Pathol 1958; 11: 302 8.
63 Goldman M, Pearson AH. Flora bacteriana pós-desbridamento e sensibilidade aos antibióticos. Oral Surg Oral Med Oral Pathol 1969; 28: 897 905.
64 Sundqvist G, Figdor D, Persson S, Sjogren U. Microbiologic analysis of teeth with failed endodontic treatment and the outcome of conservative re-treatment. Oral Surg Oral Med Oral Pathol Oral Radiol Endod 1998; 85: 86 93.
65 Waltimo TM, Siren EK, Torkko HL, Olsen I, Haapasalo MP. Fungi in therapyresistant apical periodontitis. Int Endod J 1997; 30: 96 101.
66 Najzar-Fleger D, Filipovic D, Prpic G, Kobler D. Candida nos canais radiculares de acordo com a ecologia oral. Int Endod J 1992; 25: 40.
67 Baumgartner JC, Watts CM, Xia T. Ocorrência de Candida albicans em infecções de origem endodôntica. J Endod 2000: 26: 695 8.
68 Matusow RJ. Síndrome da celulite aguda pulpo-alveolar. III: factores terapêuticos endodônticos e a resolução de uma infeção por Candida albicans. Oral Surg Oral Med Oral Pathol 1981;52: 630 4.
69 Siren EK, Haapasalo MPP, Ranta K, Salmi P, Kerosuo EN. Achados microbiológicos e procedimentos de tratamento clínico em casos endodônticos selecionados para investigação microbiológica. Int Endod J 1997; 30: 91 5.
70 Egan MW, Spratt DA, Ng YL, Lam JM, Moles DR, Gulabivala K. Prevalência de

leveduras na saliva e nos canais radiculares dos dentes associados à periodontite apical. Int Endod J 2002; 35: 321 9.
71 Contreras A, Nowzari H, Slots J. Herpesvírus em bolsas periodontais e espécimes de tecido gengival. Oral Microbiol Immunol 2000;15: 15 18.
72 Contreras A, Slots J. Typing of herpes simplex virus from human periodontium. Oral Microbiol Immunol 2001; 16: 63 4.
73 Glick M, Trope M, Pliskin ME. Deteção de HIV na polpa dentária de um paciente com SIDA. J Am Dent Assoc 1989;119: 649 50.
74 Elkins DA, Torabinejad M, Schmidt RE, Rossi JJ, Kettering JD. Deteção do DNA do vírus da imunodeficiência humana por reação em cadeia da polimerase em lesões perirradiculares humanas. J Endod 1994; 20: 386 8.
75 Rider CA, Rupkalvis R, Miller AS, Chen SY. Procura de evidências de três agentes virais em quistos radiculares (periapicais) com imunohistoquímica. Oral Surg Oral Med Oral Pathol Oral Radiol Endod 1995; 80: 87 91.
76 Heling I, Morag-Hezroni M, Marva E, Hochman N, Zakay-Rones Z, Morag A. O vírus do herpes simplex está associado à inflamação pulpar/periapical? Oral Surg Oral Med Oral Pathol Oral Radiol Endod 2001;91: 359 61.
77 Svensater G, Bergenholtz G. Biofilmes em infecções endodônticas. Endod Top 2004: 9: 27 36.
78 Seltzer S, Bender IB, Nazimov H, Sinai I. Pulpitisinduced interradicular periodontal changes in experimental animals. J Periodontol 1967; 38: 124 9.
79 Okiji T, Kawashima N, Kosada T, Kobayashi C, Suda H. Distribuição de células não linfóides que expressam o antigénio Ia em várias fases de lesões periapicais induzidas em molares de ratos. J Endod 1994; 20: 27 31.
80 Mazur B, Massler M. Influência da doença periodontal na polpa dentária. Oral Surg Oral Med Oral Pathol 1964; 17: 592 603.
81 Czarnecki RT, Schilder H. Uma avaliação histológica da polpa humana em dentes com diferentes graus de doença periodontal. J Endod 1979;5: 242 53.
82 Jansson L, Ehnevid H, Lindskog S, Blomlof L. A influência da infeção endodôntica na progressão da perda óssea marginal na periodontite. J Clin Periodontol 1995; 22: 729 34.
83 Jansson L, Ehnevid H. A influência da infeção endodôntica no estado periodontal em molares inferiores. J Periodontol 1998; 69: 1392 6.
84 Huan Xin Meng. Lesões Periodônticas-Endodônticas. Ann Periodontol 1999;4(1):84- 9.
85 Solomon C, Chalfin H, Kellert M, Weseley P. A lesão endodôntica-periodontal: uma abordagem racional ao tratamento J Am Dent Assoc 1995;126:473-9.
86 Petersson K, Soderstrom C, Kiani AM, Levy G. Avaliação da capacidade dos testes térmicos e eléctricos para registar a vitalidade da polpa. Endod Dent Traumatol 1999;15:127-31.
87 Simon JHS, Glick DH, Frank AL. A relação das lesões endodônticas-periodônticas. J Periodontol 1972;43: 202-8.
88 Preetinder Singh. Dilema Endo-Perio: uma breve revisão. Dent Res J 2011; 8(1): 39-47.
89 Chang KM, Lin LM. Diagnóstico de uma lesão endodôntica/periodôntica avançada: relato

de um caso. Oral Surg Oral Med Oral Pathol Oral Radiol Endod 1997; 84(1): 79-81.

90 Shenoy N, Shenoy A. Lesões endo-perio: Diagnóstico e considerações clínicas. Indian J Dent Res 2010;21:579-85.

91 Sigurdsson A. Diagnóstico pulpar. Endod Top 2003;5:12-25.

92 Harrington GW. A questão do perio-endo: diagnóstico diferencial. Dent Clin North Am 1979;23:673-90.

93 Rotstein I, Simon JH. Diagnóstico, prognóstico e tomada de decisão no tratamento de lesões periodontais-endodônticas combinadas. Periodontol 2000;34:165-203.

94 Bergenholtz G, Hasselgren G. Endodontia e periodontia. In: Lindhe J, Karring T, Lang NP, eds. Clinical Periodontology and Implant Dentistry (Periodontologia Clínica e Dentisteria de Implantes), 3ª ed., Copenhaga. Copenhaga: Munksgaard. 1997:296-331.

95 Peters DD, Baumgartner JC, Lorton L. Diagnóstico pulpar em adultos. I. Avaliação das respostas positivas e negativas aos testes de polpa fria e eléctrica. J Endod 1994;20:506-11.

96 Clarke NG, Hirsch RS. Periodontite e lesões alveolares angulares: Uma distinção crítica. Oral Surg Oral Med Oral Pathol 1990;69:564-71.

97 Paul BF, Hutter JW. The Enodontic-periodontal continuum revisited: new insights into etiology, diagnosis and treatment. J Am Dent Assoc 1997; 128: 1541 48.

98 Blomlo¨f LB, Lindskog S, Hammarstro¨mL. Influência dos tratamentos pulpares nas reacções celulares e tecidulares no periodonto marginal. J Periodontol 1988; 59: 577 83.

99 Jansson L, Ehnevid H, Blomlof L, Weintraub A, Lindskog S. Agentes patogénicos endodônticos no aumento da doença periodontal. J Clin Periodontol 1995; 22: 598 602.

100 Koyess E, Fares M. Dor referida: um caso confuso de diagnóstico diferencial entre dois dentes que apresentam problemas endo-perio. Int Endod J 2006; 39(9): 724-9.

101 Abbott PV, Salgado JC. Estratégias para o tratamento endodôntico de doenças endodônticas e periodontais concomitantes. Aust Dent J 2009; 54 (Suppl 1):S70-85.

102 Figdor D, Sundqvist G. A big role for the very small--understanding the endodontic microbial flora. Aust Dent J 2007; 52(1 Suppl):S38-51.

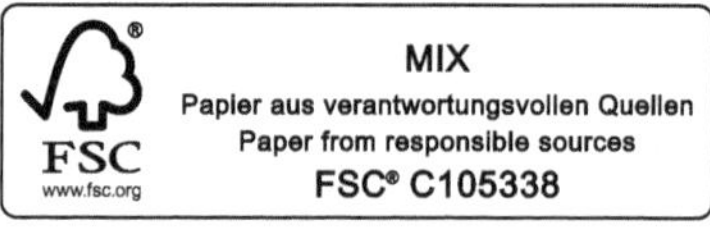


Printed by Books on Demand GmbH, Norderstedt / Germany